病院なんか嫌いだ

鎌田實
Kamata Minoru

a pilot of wisdom

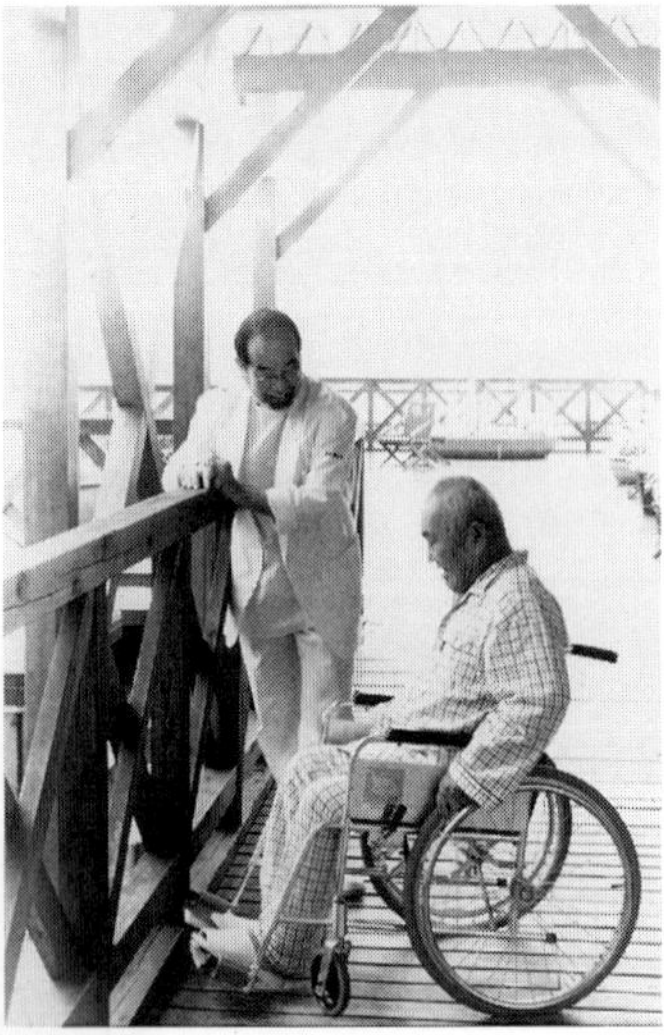

撮影／秋元孝夫

目次

◎第7章……開かれた医療をめざして

章扉題字／鎌田實　　章扉デザイン／今井秀之

第１章

日本の医療はやさしいか

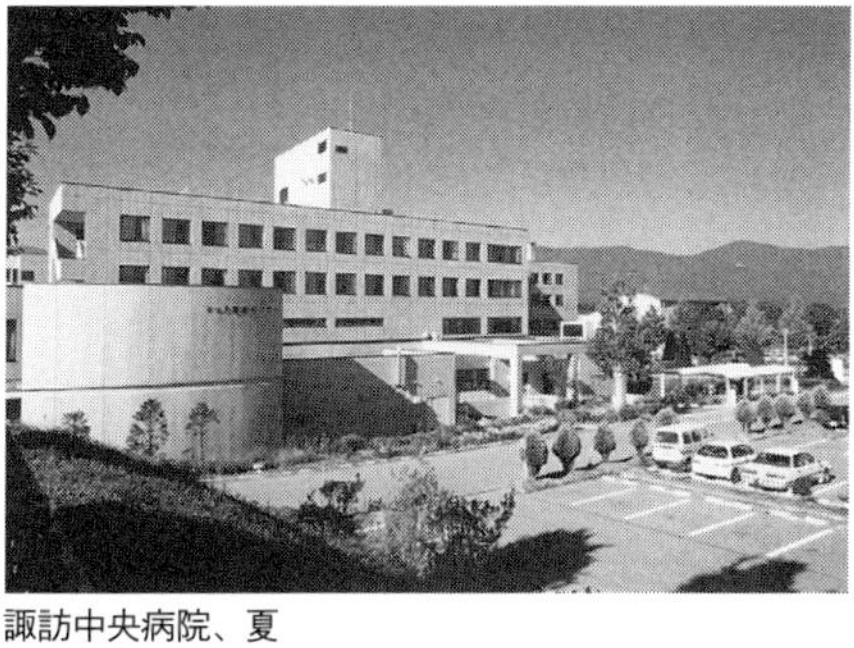
諏訪中央病院、夏

人を幸せにする医療

医療は、やさしくなくちゃ、医療じゃないって思ってきた。

人が納得し、満足し、幸せになる医療ってどんな医療かと考えてきた。

信州の自然に囲まれた諏訪中央病院で、地域医療にかかわりつづけて三十年、医療の原点について、ずーっと考えつづけてきた。

病を治すために人生があるのではない。その人らしく生きるために人生はある。その人らしく生きるために、人は、患った病を治したいと思う。時には、人は病を治さず、あるいは治せなくとも、その人らしく、生き生きと生きることもできる。

人は、一人では生きられない。だからこそ、患者さんを診るだけでなく、患者さんの後ろにいる家族や地域への想像力を大切にしたいと思ってきた。

人間の命は、体と心のつながりのなかで守られている。だからこそ、病気になった臓器だけを診るのではなく、心まで含めた、丸ごとの一人の人間として、治療したいと常に考えてきた。

人と病の関係は不思議だ。すべての人間は、生きている限り、人生のどこかで病と遭遇する。その時のために、人は、いい医療につながっていたいと思う。その時のために、いい医療にめぐりあう方法を考えてみた。

自分の命の主人公にみずからがなろう

患者さんの自己決定の権利を大切に、「チョイス・イズ・ユアーズ（選択はあなたのものです）」といえる医療をめざしてきた。

不幸にして、お腹にがんが見つかった。内視鏡や腹腔鏡で切除できないかと考える。カテーテルで治せないかと工夫する。治癒する確率が一番高いのは本当に開腹手術かどうかを考える。抗がん剤の効果は期待できるのかを推測する。副作用や合併症をおこす率が高いのはどれかを、データから予測する。

いっしょに考える。

患者さんの心が決まる。

こうやって、丁寧に病気との闘い方を検討していくうちに、患者さんは、病気が見つかったショックから立ち直っていく。戦いに備えて心の準備ができてくる。このゆっくりとしたプロセスを通して、徐々に希望が組織されていく。

「インフォームド・コンセント」は、日本語で、「説明と同意」と訳されることが多い。医師から病気の説明を受けて「手術しましょう」といわれると、つい、「ハイ」と答えてしまう。質問もできず、本当に手術しないといけないのか、他の治療法はないのかなど、いくつもの疑問をかかえたまま、多くの患者さんは「ハイ」と返事をしているのではないか。

見せかけの納得ではなく、本物の納得が大切だ。

手術の同意書にサインをしたらそれで終わりなのではない。本来、インフォームド・コンセントとは、わからないことについて何度も説明を受けて、理解し、納得し、同意することのはずだ。

どんなにつらい話の時でも、医療者と患者さんは同じ希望をもっていたいと思う。病気を治すことができない時でも、希望を共有することはできるはずだ。限りある命をどう生きるか、どこで生きるか、どんな時でもぼくらは人生を選択できる。一つ一つのことを選択していく積み重ねが、自分らしく生きることにつながるのだと思う。

病気と闘う時も、病気と闘わない時も、そんなプロセスを支える医療があったらいいなあと思う。

命を支えるということ

進行がんにもかかわらず、入院せず、自宅にいることを希望される方がいた。二十四時間対応型の訪問看護があれば安心だ。

ある時、ぼくらの病院の訪問看護師が、在宅ホスピス・ケアを受けている患者に、夜、「いかがですか」と電話を入れたら、その患者はホッとして痛みが薄らいだという。一本の電話で、命を支えることができることもある。

あたたかな医療とは、患者さんが生きてきた歴史や意味を尊重し、その人の全体に目を向けた、魂への心くばりだと思っている。在宅ケアを受けているがんの患者さんの、心を含めた全体を大切にする「支える医療」も、ぼくたちには必要ではないだろうか。

日本の医療は経営を重視するあまり、冷たい医療になりだしている。

病院は、経営上の理由から、入院患者の平均在院日数を気にして、脳卒中の治療の途中でも、がんの末期でも、見放す医療や、放りだす医療がのさばりはじめた。

そんななか、救急医療や高度医療を充実させながらも、あたたかな医療ができたらいいなあ、と、ぼくは心から願っている。

二十一世紀の医療は、病気との闘いに勝ちにいく「攻める医療」を中心にしながら、患者さんの心を含めた全体を大切にする「支える医療」との調和ももとめられている。

医療には、あたたかな心が必要

二〇〇一年二月の「朝日新聞」で、こんな投稿を見た。一読して、ぼくは、これは今日の日本の医療を端的にあらわした象徴的な光景だと思った。

＊

「うちは看取りはやりませんから」

一瞬、耳を疑った。若い医師は私の不審顔をよそに、いつも通り、「うちは特定機能病院ですから」とつづけた。この大学病院で呪文のようにことさら繰り返される言葉を。

がんの他にいくつもの病名をかかえていた父は、救急医療が必要な時期を過ぎたからという理由で、転院をもとめられていた。あてなどなく、結論を出せずにいる私に「看取りはやらない」という言葉は何かの合図のように響いた。医師の勧める病院へ父を移すことに同意した後、父の死の近いことを覚悟した。

数日後、廊下で先月までの父の主治医に出会った。転院のあいさつのつもりで話しかけた私を、「私はもう担当ではありませんから」と、さえぎってその女医は足早に去っていった。

転院の朝、高熱で意識がもうろうとしたまま、父は予定の病院へと運ばれた。受けいれ側の医師と看護師は、担架で震えている父の横で、「こんなひどい病状とは聞いていませんけど」と、困惑を隠さなかった。

二週間後、父は息を引きとった。

納骨に訪れた郷里で、私は病院での体験を親類の老医師に話した。彼は、「近頃は、病巣を見て病人を見ない医者が多いよ」と言った。思いあたる光景を、この二年で私はどれほど目にしたことだろう。患者と家族は病気以外のことで、こうして傷つき疲れ果てていく。

両親を相次ぎ病院で見送った私は、今、あれしか方法がなかったのだと思いつつも、やはり父母にわびずにはいられない。

東京都杉並区　S　無職・五十一歳

＊

うちは看取りはやりません——。

すごい言葉だと思う。

生と死をひとつづきの自然の流れと考えず、両者を分断することを日本の医療は考えはじめたのだろうか。

論文を書くのに役立つ医療。医者自身の上昇志向にとって都合のいい医療。病院の経営に貢献する医療。こんな医療だけが大手をふってまかり通っているのだとすれば悲しい。これが現実だと知っているから、なおさら悔しい。

これって、一体何だろう。あらためて考えると、とてもつらくなる。こんなことで本当にいいのだろうか……。

しかし、ここでぼくは、悲しがってばかりいてはいけないことに気がついた。この投書のなかにある特定機能病院とは、高度医療を行う大学病院などのことなのである。そう、こんないびつな言葉が平気で発せられるような空間で、未来の医療を担う医学生や若い医師たちが、日々、育てられているのだ。

現在、医師の教育をしている大学病院や大病院は、平均在院日数を短くするために、患者さんを放りだす医療をせざるを得ない。病院自体を存続させるために、背に腹は代えられないのだ。これは、日本中に蔓延している悲しい光景である。そして、この空気のなかで、若い医師が、毎年八千人近くも養成されていく。じつにお寒い話だ。

投稿に登場した医師も、「こんなめんどうな患者とはかかわりたくないな」とか、「死ぬ時はうちの病院でなく、よそで死んでほしい」という本音が、つい出てしまっただけなのかもしれない。

人間的といえば人間的だけど、何とも悲しく、はずかしい。同じ職業の人間としては、身の縮む思いがする。

ぼくは、Sさんにお電話した。ずいぶん時がたったのに、彼女の心は、まだ傷ついたままだった。お父上は八十四歳で、食道がんだったけど、病気そのものは受容し覚悟していたという。だれかが、ちょっとだけやさしかったら、すべてを受けいれて、いい看取りができたような気がする。本当にささいなことなんだ。でも、この国の医療は、このささいなことができなくなってきた。悲しいことだ。

患者と医師の人間的な関係こそが必要

コミュニケーションが大切だと思う。

父親を転院させざるを得なくなり、不安な思いをいだくSさんに向かって、廊下ですれ違った時に、「私はもう担当ではありませんから」と、会話を遮断してしまう元主治医。この場面を想像すると、なぜか、ピシャッという、あらゆる人間的な関係を遮断するような機械的な擬音が聞こえてくるような感覚におちいる。

普通なら、ついこの間まで自分が診察していた患者の家族に、廊下で偶然出会ったりした時には、「いかがですか」と自分から声をかけるのが当たり前だ。それが大人の、いや、人間として当然の行動というものだろう。

もうすぐ転院するという成り行きを知っているのだとすれば、「大変ですね、自分たちの力が足らず、支えられず申し訳ありません」とか「お父様の状態が少しでもよくなることを願っていますよ」とか、相手を気遣う言葉をかけてあげるべきではないだろうか。

国は医療費の上昇をおさえるために、平均在院日数を少しでも短くしたい。おそらく、厚生労働省は、救急医療や高度医療を行っている病院（急性期特定病院）に対して、この数年中に、現在十七日以内とされている平均在院日数を十四日以内をめざせといってくるのではないか、と、ぼくは予想している。すると、放っておけば、巷ではいい病院といわれている、評判のいい高度医療の病院ほど、今にもまして、もっともっと患者に対して冷たくなっていくだろう。

しかし、ここで確認しておかなければならないのは、仮に平均在院日数が十四日になったとしても、世界のスタンダードよりはまだまだ長い、ということなのである。

東京から信州にやってきて、諏訪中央病院で病院づくりにかかわった三十年間、ぼくは考えつづけてきた。平均在院日数は短くしながら、あたたかさを守る方法があるのではないかと。だが、いまだに理想の達成には程遠い。

つらい気持ちで病院を出ていく患者さんや家族の気持ちを理解することが大切だ。

これから移っていく病院で、病気のことで困ったことがあったら、いつでも電話してください。転院先のドクターと連絡を取って治療の相談にのりますよ――。

こんな言葉をかけてもらえたら、心が楽になったと思う。

支える医療ができないならば、せめて、問題になっている病気に関してだけでも最後まで投げださないで相談にのってあげてほしかった。このひと言だけで、Sさんはずいぶんホッとしたと思う。これが大切なのだと思う。臓器のプロフェッショナルであるならば、臓器の問題については、いつでも相談を受けてあげるべきだと、ぼくは信じている。

何でも相談できる医師がいたらいいなあ

患者や家族は病気に関してはアマチュアなので、なかなか、一回ぐらい話を聞いただけでは医師の説明を理解できないことが多い。納得できない時には、セカンド・オピニオンという第二の相談者をつくるといい。つまり、患者と主治医との間にもう一人の相談者・代弁者を入れるのだ。

しかし、これがなかなか簡単そうで簡単ではない。他の医師にもう一度相談したり、意見を聞くこと、これがじつに難しいことなんだ。友人に医者でもいれば少しはやりやすいけど、そういう存在が身近にいないと、どこへ行ったらいいかさえわからない。

何よりも、今、治療してもらっている主治医の機嫌をそこねたらどうしようって考えてしまう。セカンド・オピニオンはいい制度だとみんながいうけど、有効活用にいたるまでの道のりは遠い。

でも、日本の医療を変えるためには、一人一人の市民の力が必要だ。こんな医療があったらいいなあ、と、自分の心に思い描いた医療に向かって、一歩一歩前進していくしかない。

だからこそ、あえてぼくはいいたい。勇気をもって、セカンド・オピニオンを受けてみたいと主治医に伝えてみよう。そこで、患者のもとめに快く応じてくれて、「わかりました。紹介状を書きます。レントゲン・フィルムもお貸ししますよ」なんていってくれる医師なら、逆に信頼していい。

セカンド・オピニオンの要望は、自分の主治医が信頼できるいい医師かどうかの、リトマス試験紙になるかもしれない。

確実に、時代は変わりはじめている。勇気を出して、いってみよう。気持ちよく、セカンド・オピニオンを了解して、紹介状を書いてくれるドクターがけっこう多くなっていると思う。

セカンド・オピニオンを認めないような医師など、どうせ、大事な時に支えてくれないから、こちらから三行半《みくだりはん》を突きつけた方がいい。

先ほどのSさんのお父さんが、もし、かかりつけ医から紹介されて大学へ入院していたらどうだったろう、と、ぼくはついつい想像してしまう。かかりつけ医にお願いして、家族の思いを大学病院の主治医に電話してもらうこともできたはずだし、それだけで、ずいぶん結果も違ったと思う。転院先を見つけるのにも、移った先できちんとした医療を受けるためにも、かかりつけ医からの紹介状や電話一本が効果を生むことが多い。

信頼できる家庭医やかかりつけ医がいれば、患者はさぞ安心だと思う。難しい病気になった時、あるいは、セカンド・オピニオンをしてもらう時、このかかりつけ医に他の専門家を紹介してもらえばいい。

見放さない医療システムがあったらいいなあ

病院の内部から見ても、日本の医療は、経済効率が重視され、やさしさを失いはじめているような気がする。救急病院や高度医療を行っている病院で働く職員も、同じような疑問をだいている。医療に従事する人々の叫びを聞いてほしい。

北関東にある大きな市の市立病院で、メディカル・ソーシャル・ワーカー（医師や看護師とともに患者への社会面に関するアドバイスや援助を行うスタッフ）として勤務している彼は、もし自分や自分の肉親が病気になった時、自分の働く病院では絶対診てもらいたくないという――。

＊

病院がやさしさを失っています。コスト優先になっています。

医師はある大学病院から派遣されてくるのですが、コロコロ変わってしまい、人件費削減のため、研修医を多く採用している。安心して診てもらえるとはいえません。救急と高度医療を中心に行うという院長の方針のもと、慢性期の患者さんはどんどん追いだされています。患者さんを生活者であるという視点で見ず、臓器でしか見ていないので、患者さんの自立した生活のために何をなすべきかという相談をできる医者がいません。病院を退院してくれればそれでいい、後のことは関係ない、という感じです。

いろいろなサービスを導入していけば在宅でも過ごせるのではないかという患者さんでも、在宅だと調子が悪くなった時、また市立病院に連れてくるだろう、入退院を繰り返されるのは困る、なら初めから老人病院に入れてしまえ、という下心が見え見えのムンテラ（ムンド・テラピー。病状説明）をする医者もいます。訪問看護室はありますが、医師の往診はないため、できることにも制限があります。

一度院長に当院でも往診をしてほしい、と申しあげたことがありますが、「一件、往診する時間があれば、外来では何人もの患者を診ることができる。そんな非効率なことはできない」と、一蹴されてしまいました。

その訪問看護室も三名の看護師が、救急室の夜勤も行うため、二十四時間体制は取れないし、日中は一名だけになってしまう日もあります。

それでも自宅で生活される患者さんの生活を支えようと、訪問看護室の看護師は一生懸命かかわっていますが、先日ある外科医から「訪問看護なんて意味がない」といわれ、看護師と二人で悔し涙を流しました。

がんのターミナル（終末期）の患者さんに対しても、その人らしく生きられるような環境を整えていこうという視点が病院にまったくありません。疼痛コントロールもできず、痛みのなか亡くなっていく患者さんが多数です。そんな現状のなかで、当院はこのままでいいのか、これで市民が安心して医療を受けられる病院といえるのか、と悩んでいます。

＊

この方の話を聞いた時、ぼくは、しばし絶句した。これはひどい……。

どこの医療も、今は病んでいるのかもしれない。北陸にある大きな病院に勤める看護師からも、悲しい声を聞いた。

＊

進行した大腸がんの末期の患者さんですが、痴呆もあるので、積極的な治療は希望しないと、家族の申しでがありました。そのことはよく理解できました。それでいいと思うのです。しかし、痴呆はとても軽く、ちょっともの忘れをするだけの普通のかわいいおじいちゃんでした。手術をしないといわれて、主治医はすぐに退院を命じました。

本来であれば、最期の時を患者さんもご家族も心やすらかに過ごしていただきたかったのですが、当院は急性期の病院だからと追い立てるようにして、他の老人病院へ転院させてしまったのです。

二十四時間体制で、医師も看護師も在宅での生活を支えていきますよ、と、ご家族に話ができれば、在宅生活も可能だったかもしれない。

ぜいたくかもしれませんが、ホスピス（緩和ケア病棟）があったら、本人も家族も、私たち看護者もどんなに幸せだったか。もしくは、せめて療養型病棟でもあれば、今後の生活について時間をかけてご家族とお話ができたかもしれない、と悔やまれることばかりです。

治療する気があれば、一般病棟だって、お世話できたと思います。私の目の前で涙された息子さんの顔が頭から離れません。少しでも父が楽になるように、できるだけのことをしてあげたいと息子さんはおっしゃいましたが、私たちの病院では、その気持ちに応えることはできませんでした。

ここで働きながら、私は、一体この病院は何をめざしているのか、と思うことがあります。住民のための病院なのに、住民が安心して医療を受けられる病院ではありません。院長は、「在宅医療なんて非効率。ターミナル・ケアなんて興味がない。入院期間を長くするだけだ」という考えの人です。外科病棟を回診して、「ターミナル・ケア病棟のようだ」といいながら、できるだけ早く退院させるように指示します。

在宅ケアが充実しているなら、私たちだって家に帰してあげたい。でも、支えがまったくないまま、家へ帰せません。がん末期の患者さんが老人病院に移って、本当に痛みをコントロールしてもらえるか、心配です。心の痛みを聞いてもらえるか心配です。でも、私たちの病院は、入院日数の短縮のための手段は考えても、ターミナルの患者さんとどう向きあうかということは頭にないようです。

緩和ケア病棟がなくても、私たち看護師は、せめて、外科病棟で丁寧なターミナル・ケアをしたいと思っていますが、病院は、平均在院日数を短くするために家に帰すか、他の病院を家族に探させて転院させることだけを考えているようです。
放りだす医療が当たり前になっています。私たちは看護師としてはずかしいし、そして悲しいです。

＊

心ある医療者はみんな疲れている。どうしたらいいのか、みんな悩んでいる。この国の医療は、まるで支える医療の存在を認めなくなってしまったようだ。合理的にやるためには、冷たい医療になっても仕方がないと、どこかで割り切らないとやっていけなくなっている。病院は生き残るために必死にもがいている。

どこかおかしい。病院で働く職員だって、今のままでいいとは思っていない。

でも、悪いことばかりではない、と、ぼくは思っている。何よりも、矛盾に気がついている医療者がいること、困っている患者さんや家族を支えたいと思っている医療者がいることが救いだ。そう、少しずつだけど、動きだしている。多くの医療者が気づきはじめている。

だから、必ず何かが始まるはずだ。もっといい医療システムができるはずだ。ぼくにこういう「思い」を伝えてくれた医療人がいる限り、きっと変わっていけるはずだ。病んでいる患者さんや苦しんでいる家族を見放さない医療が、いつかこの国で実現するようになると、ぼくは信じている。

大切なのは、医療の現場の悲しい光景から目をそらさず、そうした現状への怒りを大事にし、仕方がないなどというふうに、決してあきらめないことなんだ。

国民皆保険制度は、世界に誇れる社会保障だ——大臣との対話

坂口《さかぐち》力《ちから》厚生労働大臣が、二〇〇二年の夏の盛りに、諏訪中央病院を視察しに来られた。

その時、大臣は、緩和ケア病棟を訪ねて、入院患者のご家族と話をする機会をもたれた。病棟を出た後で、大臣は、「ホスピス・ケアを受けられている患者さんのご家族の様子が明るいことに何よりも驚いた」とぼくに語った。

視察の後は、いつものように、ぼくらが実際にやってきた地域医療の成果をデジタル・プロジェクターを使いながら説明した。その間、ぼくは、自分がもっている夢について熱っぽく語った。医者でもある坂口大臣は、ぼくの話にじっと耳を傾けてくれた。なおざりにではなく、きっちりと話を聞いてくれている、と思った。何よりもそれが嬉しかった。

その後しばらくして、

「あなたとお話がしたい」

と、突然、大臣からお声がかかった。

そして、二〇〇二年の秋の初め頃、ぼくは霞が関にある大臣室を訪ねた。まずは、ぼくの質問から始まった。

*

「今回の医療制度改革は、今後の医療構造改革のスタートだと思います。最初に、改革の意義と、それが今後どう変わっていくのかをお聞きします」

坂口大臣がゆっくりと話しはじめた。

「高齢化と、医療の高度化のなかで、医療費は年々歳々増加する状況です。そのなかで、現在の公的医療保険が果たして維持できるのかと心配してきました。今回の改革で、問題が解消されたわけではありませんが、公的保険を守ることを重視しました。自己負担は三割が限界です。しかし、その三割をお願いしなければなりませんでした。限界を見据えて、負担をお願いしたのが今回の改革です」

急速に高齢化が進むなかで、公的医療保険制度はきびしい財政運営を強いられている。ぼくはさらに話をつづけた。

「ぼくが医師になったきっかけは、母が僧帽弁狭窄症《そうぼうべんきょうさくしょう》という心臓の病気だったことです。一九六一年の国民皆保険制度（公的保険）ができる前のことです。父は、母に手術を受けさせて元気にしたい、とタクシーの運転手になり、一日十五時間も働いて、大学病院に入院させました。父の苦労を見てきたので、公的保険はどうしても守ってほしいと思います」

多くの国民は気がついていないかもしれないが、国民皆保険制度は世界に誇れる社会保険制度だと思っている、と、ぼくは付け加えた。すると、坂口大臣はこんなふうに答えてくれた。

「二〇二五年までは大丈夫です。ただ、その後、もう一段、高齢化が進みます。今後二十年、二十五年の間に、保険料を今よりまだ若干いただかなければならない時が来ますが、これもやっていかないといけません。一方で、国民のみなさんには、病気や高齢化に際して、病院や特別養護老人ホームという施設だけにこだわるのでなく、できる限り、地域、家庭に戻って治療をつづける気持ちをもってほしいと思っています」

ぼくは、さらに自分の思いを直截にぶつける。

「諏訪中央病院は、国民皆保険を守るための国保の直営診療施設という発足の経緯から、地域の医療費があがらないようにするのが大きな目標でした。医療費をあげずに、いい医療をどう供給できるかと常に考えてきたのです。長野県はそういう意識が強かった結果、日本で一番長寿で高齢者が多いのに、医療費が少ない地域になりました」

「先日、諏訪中央病院を訪ねて、地域もいっしょにどうするか、と考えていることに感銘しました。ご苦労も多いと思いますが」

「今の諏訪中央病院の平均在院日数は十五・八日。都会の高度医療の病院にもひけを取らない短い入院期間になってきています。ただ、在院日数を短くしようとすると冷たい医療になる、という問題が出てきます。多くの国民は救急医療や高度医療の病院を探すのに困っていません。むしろ、不安を抱いているのは入院後なんです。いい病院に入っても三週間もすれば、次を探してください、といわれることなんですね。放りだされる医療ではないかとの不満や不安があるんです。

心配をかかえながらも、リハビリの病院に仕方なく移った患者の家族が、救急病院より機能回復訓練は今の方がいい、病院を移ってよかった、と思えるようなシステムができたらいいですね。リハビリが終わって家に戻れば、訪問看護や訪問診察や地域介護の二十四時間体制の支えがある。そうなれば国民は安心できると思います——」

どんなことがあっても、国民皆保険制度を守りたい

ぼくはさらに、次のようなことを坂口大臣に語った。

実際、胃がんが見つかった時に、一般の国民が、手術をする病院を探すのに苦労するような

ことは、あまりなくなったのではないだろうか。

救急車のタライ回しも、ゼロになったとはいえないが、ものすごく少なくなったと思う。小児救急にはまだ問題がありそうだけど、脳卒中で倒れても、救急車は速やかに救急病院に運んでくれるようになった。

つまり、多くの人はあまり評価していないが、救急医療や高度医療の供給に関しては、十年前に比べればかなり整備されてきているように思う。まちがいなく改善されてきている。

けれども、たとえば進行性の胃がんでどこかに転移があっても、あるいは、重症の脳卒中だとしても、担ぎこまれてから三週間もすると、そろそろ退院してほしい、といわれる。なかには、次の病院や施設を紹介してくれる病院もあるが、まるで放りだすかのように、「ルールだから」の一点張りで、無理矢理退院させられたという話も聞く。何とかしたい。何とかしなければ、と、ぼくは思ってきた——。

坂口大臣は、これを受けて次のように答えてくれた。

「医療保険改革というと、保険や診断報酬など法的な面と、病院内の問題に限定されるきらいがあって、地域とともにどうしていくか、という視点が足りなかった。やはり地域が協力してはじめて、先生のいわれる、あたたかい医療が実現できるのですね」

大臣の返答を聞いて、少しだけ嬉しくなった。

ここで思い切って、一番、聞いてみたかった質問をぶつけた。

「介護保険でその辺はだいぶ進歩しましたが、重度障害の人が施設に入らずに、在宅で生活するには、まだ制度がひ弱です。受けられるサービスの量も質も十分とはいえません。今回の改革は第一歩だと思っています。残された課題はどんなことですか」

大臣は次のように答えた。

「大きな柱は三本。一つは医療の質をあげること。もう一つは医療保険。保険者は五千もあり、一番小さいのは加入者が二十七人です。統合して保険者機能を果たせるように変えます。難事業ですが、やらないといけない。後は診療報酬体系の見直しです。保険の点数のつけ方の尺度というか、物差しをつくり、医療機関、患者の双方に理解してもらえるようにします。三つか四つの基準で決めるようにしたいと思っています。それと、医療ミスの問題が連日のように報道され、心を痛めています。落ち着いて医療が受けられる環境をつくらないといけません。そのためには、医療機関の人の配置が重要です。ところが、配置を増やすと医療費が増えます。入院日数などを見直して医療費を節約し、その分を人の配置に向けたいと思います」

大臣の言葉を受けて、ぼくは、常日頃、感じていることを述べることにした。

「若い医師は過酷な条件で働いています。朝早くから働き、一日中働き回り、当直に入って、翌日そのまま外来の診療をし、午後は手術か検査。米国に比べると、医師や看護師は六分の一の人数で同様の仕事をしますから、出るべくしてミスが出ている面もあります。

今回の改革で国民負担は増えます。増えれば当然、国民の側からすれば、医療という商品がよくならないといけないのですが、同じ時期に医療費（薬価も含めた診療報酬）は、二・七パーセント下がりました。診療報酬のダウンは戦後はじめてです。

病院側はいいサービスをするため、人を増やさないといけないのに、病院が存続していくためにむしろ合理化しないといけなくなった。第二、第三弾の改革がないと医療現場にゆとりが生まれないのではないか、と心配です」

ぼくは、医療が粗製濫造になるのを恐れている。

だからこそ、注射や薬や検査のムダを省きながら医療費を節減し、その分、マン・パワーを充実させ、医療のなかにゆとりをつくりだすことが、今、もっとも、もとめられていることだと思っている。何よりもそれが、国民のためだと思っている。

大臣が、ぼくの言葉を受けて、私見だけど、と断って話してくれた。

「そういう意味では、医療費全体を少なくしようと思ってはいけない。必要な医療費は、みんなが認めていくようにしないと。ただ、今のまま増やしていいかといえば、そうではなく、医療機関も改革をしていただく。そこでゆとりの出てきたところを、必要なところに回す。保険点数も、医師が患者に説明する行為に対して、配慮していくことが必要です」

まったく同感だ。さらにいえば、医師が患者さんの声に耳を傾け、丁寧に説明をし、薬だけでなく、生活指導をすることに対して、何らかの評価があるといいと思っている。ぼくは、さらに、こんな質問をぶつけてみた。

「GDP（国内総生産）の対比では、日本の医療費は先進国のなかでは非常に少ない。WHO（世界保健機関）は、日本の医療はコスト・パフォーマンスのいい、健康達成度では世界一の医療と評価しています。しかし、その割に国民の不安や不満は多い……」

「医療機関は多くの患者を扱わなければなりません。時間が足りない。患者から見れば、それに不満が残る。制度上の問題もあるので、その点は改革を進めていきます」

もしも、医療改革が大臣のリーダーシップで行われるなら、日本の医療にはまだまだ希望があるように思った。楽観はできないけど、この国の医療システムが少しでもよくなるように、ぼくも協力していかなければならない、と強く思った。

「お話をうかがって、だいぶ安心しました。ぜひ、今回の改革をスタート地点にして、見放す医療、放りだす医療といわれないような、国民が安心できる医療システムをつくってください」

＊

対談を終えて、大臣の言葉のいくつかが強く印象に残った。

国民皆保険制度を守る。

不足だった「地域」の視点。

医療に安心を吹きこみたい。

それらの返答には、誠実なものが含まれているような気がした。

日本の医療は土俵際に立たされている。それぞれの組織が己の立場を有利にするためにヒステリックな批判合戦をつづけるのではなく、また、みずからの利ばかりを追求しすぎず、己を律し、国民のために、政治家も官僚も日本医師会も、すべての医療者も協同して働かなければならないような時期に来ているように思う。

攻める医療と支える医療の両立

医師があたたかい心をもつことは、いい医療のために必要不可欠だ。でも、やさしい心だけでは、医療は成り立たない。新しい治療法を積極的に導入することも大切だ。ぼくは、患者さ

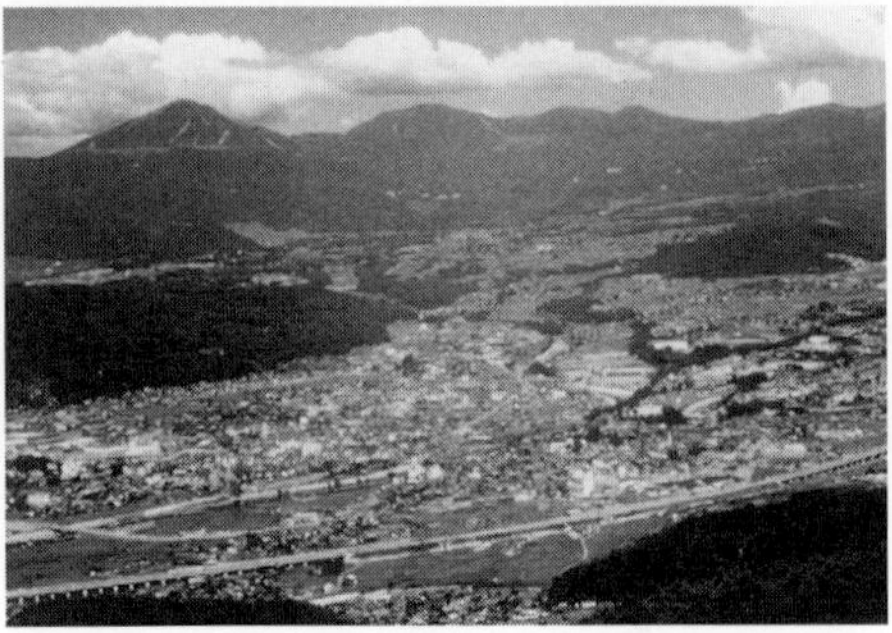

30年前に、ここ、杖突峠に立って、諏訪盆地を見つめながら、地域医療にたずさわる決意をした

んが本当に安心できる医療を受けられるようにするには、「攻める医療」と「支える医療」のバランスが重要だと思っている。

攻める医療とは、救急医療を充実させ、高度医療などを駆使して積極的に病気を治すこと。

支える医療とは、がんの末期でも痛みを取り、精神的に最後まで支え、脳卒中の患者さんのリハビリテーションを十分におこない、退院後も見放さず、保健施設や自宅での療養を支援すること。

諏訪中央病院は、患者さんを積極的に治し、患者さんを見放さない病院になるために、これまでずっと走りつづけてきた。何より大変だったのは、優秀な技術をもち、患者さんの声に耳を傾けることのできる医師を見つけてくることだった。

現在、諏訪中央病院では、年間千九百件ほどの手術と、一万五千件の時間外の救急外来を行っている。緩和ケア病棟や回復期リハビリ病棟をもち、末期がんの患者さんが家にいたいと希望すれば、二十四時間いつでも医師や看護師が訪問できる在宅ホスピス・ケアを行っている。

約二万坪の敷地に老人保健施設や介護老人福祉施設を渡り廊下でつなげて、救急医療や高度医療の後も支えるシステムをつくることをめざしてきた。

こうして、単に病気を治すだけでなく、予防から療養までの一貫したシステムを提供してきたことで、日本でも有数の長寿で医療費の安い地域ができた。病院経営も綱渡りだけど、何とか黒字を出してきた。

二〇〇二年度の茅野市の国保加入者一人あたりの老人医療費は約五十三万円。全国の平均がおよそ七十五万円。北海道などの高い地域と比べると、半分に近い。長野県は日本で一番老人医療費が安いといわれるが、その長野県の自治体のなかでも、茅野市は安い。国保加入者の一人あたりの一年間の医療費は二十九万円ほどで、これもとても安い。当然、国保加入者の納めるお金も安くすむ。

医療現場にゆとりをつくることが大切

日本の医療で、何より残念に思うのは、病気になった後の継続的な診療が不十分な点だ。

急性期の医療システムは、できるだけ痛みが少なく、安全で早く終わる治療が望ましい。進行がんで、すでに転移がある時は、手術で完治しないケースも多く、その場合、患者さんたちは、退院後もその影響を引きずりながら生きていかざるを得ない。もしも、ぼくが脳卒中になったら、急性期には救急医療と高度医療を駆使して、できるだけ障害が残らないようにしてもらいたい。ぼくの脳だけではなく、ぼくの丸ごとを診てもらいたい。そして、その後は、継続的な治療を受けたいと思う。

諏訪中央病院で、二〇〇二年十二月につくった回復期リハビリテーション病棟は、四十二床の患者さんに対し、専従の理学療法士が五人、作業療法士四人、言語療法士を二人置いて、充実したリハビリをし、その後に、在宅ケアや在宅リハビリのサポートもできるようにした。病棟が明るくなった。患者さんが希望をもつようになった。スタッフを集めるのは大変だったが、成果があがりはじめている。

以前から国は、効率よく患者を診ていくために、平均在院日数を下げようとしてきた。今では、高度医療の病院はそれ自体を目的としてしまい、見放す医療、放りだす医療が蔓延しはじめている。地域の医療費をあげないために、諏訪中央病院も、患者さんを放りださないで平均在院日数を下げることができないかと努力してきた。十五・八日というのは、町に一つしかない病院としては短い方だ。

先にもふれたように、二〇〇二年の四月から、診療報酬が二・七パーセント引き下げられたため、医療機関は経営を考えて、ますます人員を減らす努力をすることになるだろう。また、平均在院日数についても、さらに引き下げようとするだろう。

今回の医療制度改革は、二十一世紀の最初の改革である。しかし、その中身は、国の財政がきびしくなったために、国民と医療機関の両方の負担を増やす結果となった。国民に負担をもとめる時には、同時に、もっと国民が安心できる医療に近づかなければならないのに、実際はそうなっていない。

けれども、長野県のような形で、健康づくり運動を活発にしたり、在宅医療を充実させていけば、日本全体で、年間二兆円くらいの医療費が削減できるといわれている。二兆円あれば、今回の改革で増加した国民負担分は、なくてもすんだと思う。

国民所得が増加している時期に、医療には、それに見合ったお金をかけてこなかった。経済が伸びている時期にやらなければならなかったはずのことを放っておいて、お金がなくなった今になって、ようやく改革しようとしている。

前述のように、病院の現場の医師や看護師の数は、日本の場合、アメリカの六分の一と少ない。多くの誠実な、心ある医師や看護師たちは、今の医療制度のなかで疲れきってしまっている。それも、改革の大事な時期を逃してしまったからだ。

アメリカの場合、医師一人が一日あたり十五〜二十人くらいの外来患者を診察すれば経営が成り立つといわれているが、日本では、四十〜五十人の患者さんを診ないと経営が成り立たない。そういう構造を変えない限り、患者さんを丁寧に診察し、十分な説明をすることもできない。

丁寧な説明がなされて、患者さん自身に自分の病気のことをよく知ってもらい、多様な選択肢のなかから納得のいく治療法を選ぶことができるようになってはじめて、安心の医療、満足度の高い医療、信頼のできる医療になるのだと思う。

第2章

良医にめぐりあうための10箇条

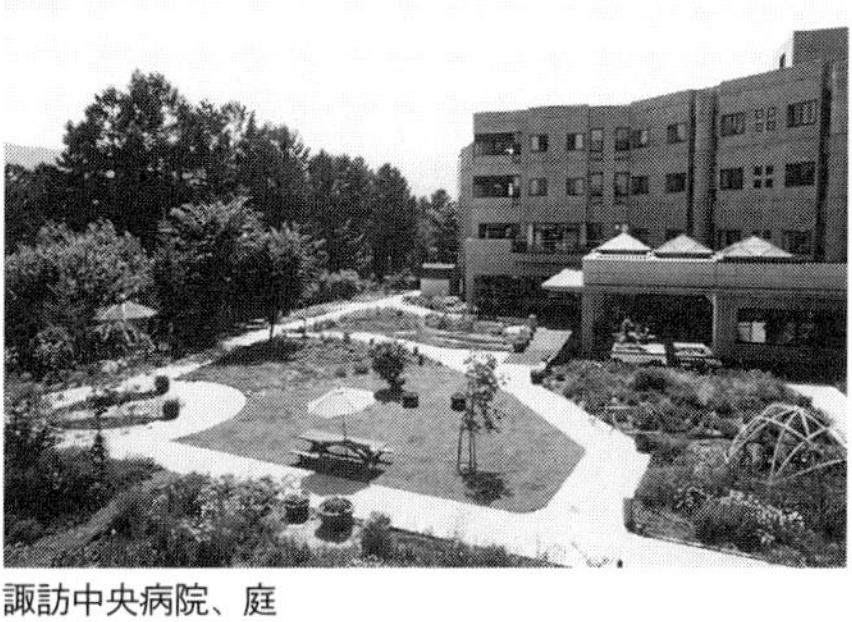

諏訪中央病院、庭

「名医」ではなく、たくさんの「良医」が必要

あなたはどんな医者にかかりたいですかと聞くと、世間で評判の、名医といわれているドクターにかかりたいと、何となく思っている人たちが多い。けれども、本当に名医がいいのだろうか。

ぼくは、むしろ、医師がみんな「名医」になる必要はないと思っている。それよりも、攻める医療ばかりがクローズアップされる現代において忘れられがちな、支える医療を担う「良医」が必要とされているのではないかと思う。スペシャリストの名医をもとめるのは、あくまで、良医の次の段階のような気がする。

患者さんにとって、まず第一に必要なことは、いい医者を見つけ、信頼関係をつくっていくことなのだ。

普段から名医に診てもらわなくてもいい。そもそも、専門医はある狭い領域のエキスパートなのだから、いつでもどんなことでも相談できる「かかりつけ医」には、じつは、あまり向いていないのだ。病院の勤務医でも開業医でもいいけど、一番初めに診察してもらうかかりつけの医師がいい医者でなければ、安心して医療を受けることはできないだろう。

一般の病気を治してもらうのに、腕がいいからといって、名医をかかりつけ医にしては、それこそ彼らがかわいそうだ。ある領域のエキスパートになるために、彼らは血のにじむような努力を積みあげてきた。要は、専門医には専門医としての役割を担ってもらうことが重要なのだ。

それでは、良医とはどんな医師なんだろうか。

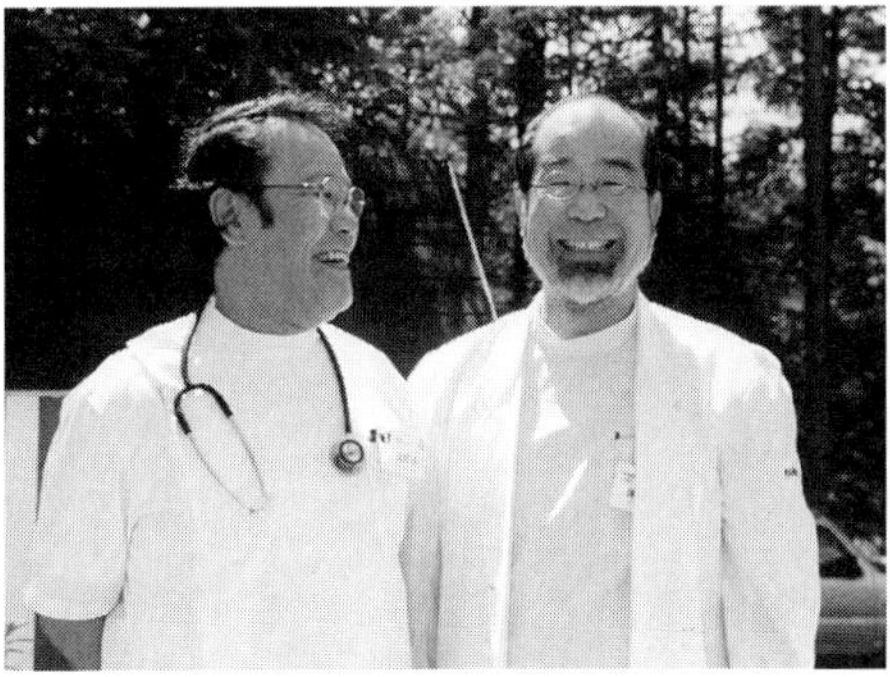

『がんばらない』がTBSでテレビドラマ化された際の、ロケ中のスナップ。鎌田医師役の俳優・西田敏行氏(左)とともに。何となく、似ているといえばいえる

良医にめぐりあうための10箇条
——かかりつけ医を選ぶコツ

ぼくは、いい医者には次の十の条件があると思っている。とはいっても、十の条件全部を満たす医師はなかなかいないだろうから、二、三でも当てはまる医師と出会ったら、時間をかけて、信頼関係を大切に築いてほしい。患者との関係を通して医師も成長し、「良医」に近づくことができるものだと、ぼくは信じている。医療者を教育するのは、患者さん自身なのだ。

①話をよく聞いてくれる。

これは非常に大事なことだ。日本でも、インフォームド・コンセントという概念が普及しはじめて、医師は患者によく説明するようにはなった。けれども、聞き上手の医師はまだまだ少ない。鷲田清一《わしだきよかず》という哲学者が、『「聴く」ことの力――臨床哲学試論』（TBSブリタニカ）のなかで、話す側が、聞き手の特別なサジェッションなしでも、話を聞いてもらうだけでみずからの傷を癒していくプロセスを語っている。聞くことの大切さや効果を見事に分析している。

患者が萎縮せずに、聞きたいことを話せるような雰囲気をつくれる医師は、かかりつけ医にピッタリだと思う。

②わかりやすい言葉でわかりやすく説明してくれる。

この頃、医師はよく説明をしてくれるようにはなった。しかし、どうしても専門用語を使ってしまう傾向がある。それでは、せっかくの説明も患者にはよくわからない。診察室で聞いた時は納得できたように思っても、家へ帰った後に家族にうまく説明ができない、などという話をよく聞く。医師は、医学の素人にもわかるような言葉で説明することが大事である。できれば、メモ用紙に図解入りで説明してもらい、検査データももらえると、理解しやすいように思う。

③薬や検査よりも、生活指導を重視する。

すぐにたくさんの検査をして、たくさんの薬をくれる医者は、あまり信用できない。たとえば、あまり深刻ではない高血圧だったら、すぐに薬を使わずに、まず、生活上の注意だけで血圧をコントロールする方法を考える。それでダメだったら、効果と副作用の両面をよく説明した上で薬を処方する、といったように、段階を踏んで病気を診てくれる医師がいい。そういう医師なら、薬を処方してもそれだけに頼らず、運動や食事についての注意も丁寧に指導してくれるはずだ。

④必要な時は専門医を紹介してくれる。

だれでも、一生の間には、いざという時が必ず何回かは訪れる。病気でいえば、心筋梗塞や脳梗塞、それに、がんになった時だ。そんな緊急事態におちいった時、かかりつけ医が専門医、それも名医だと評判の高い医師を紹介してくれれば安心だ。いざという時にこそ、名医や専門医は必要なのだと思う。もう一度いう。ここが大切なのだ。普段、必要なのは名医でなく、良医なのだ。

■諏訪中央病院の内部

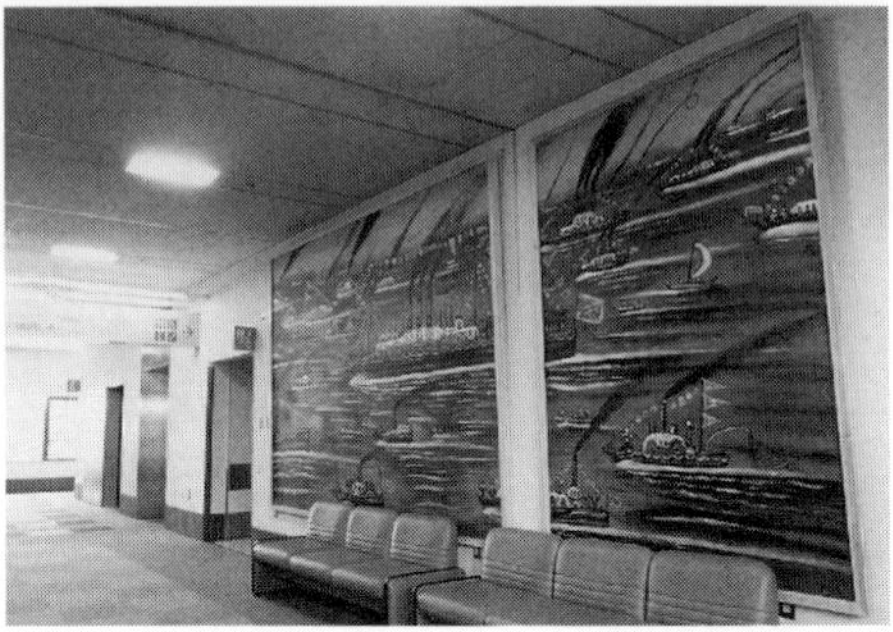

諏訪中央病院エントランスにある、有名な絵本作家スズキ・コージ氏の夢のある大作

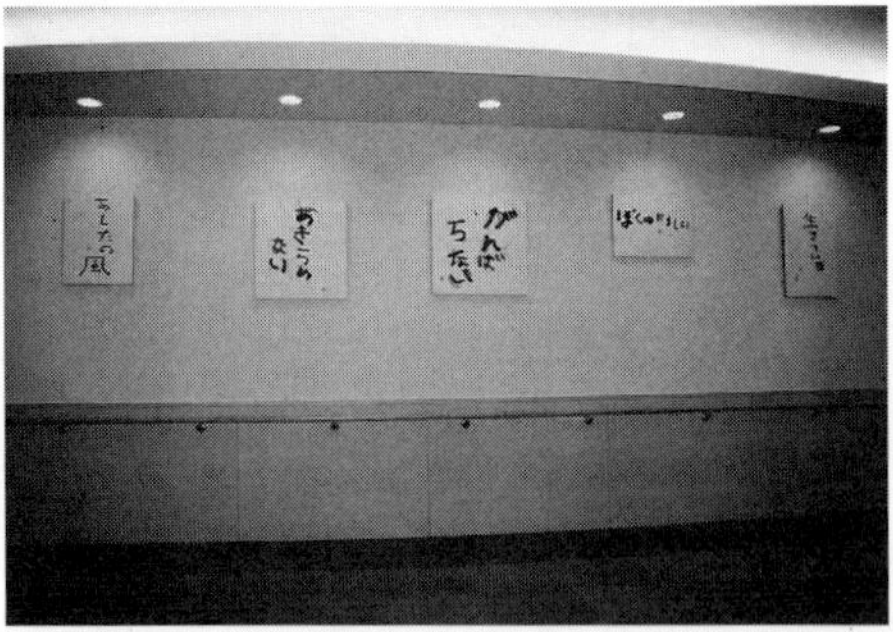

障害者たちが書いてくれた「がんばらない」「あきらめない」などの文字が、諏訪中央病院のラウンジの壁を飾る

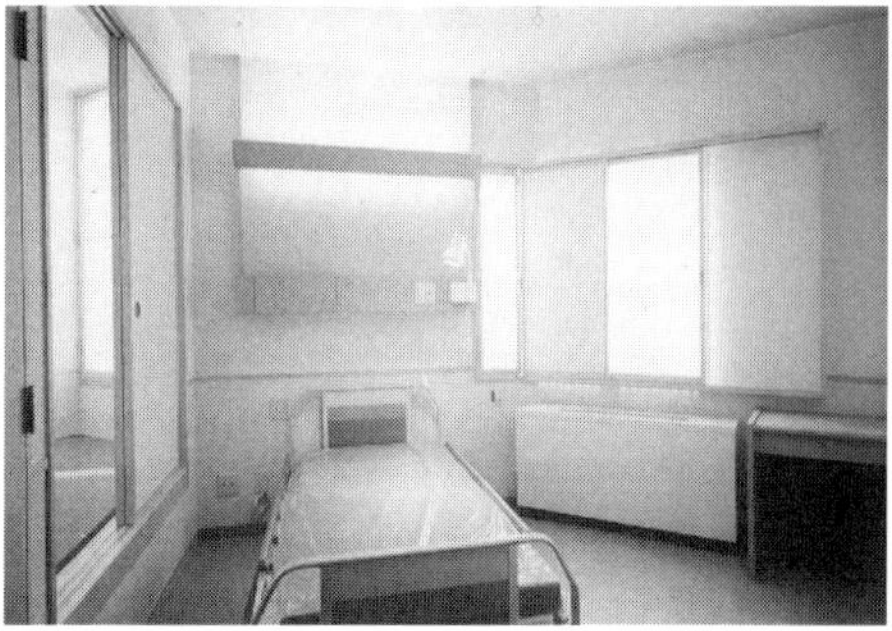

第１回「癒しと安らぎの環境賞」(2002年) で、病院部門の最優秀賞を受賞した、諏訪中央病院の婦人科の病室。障子があって心やすらぐ。家族の宿泊用に、畳敷きの部屋がとなりに付設されている

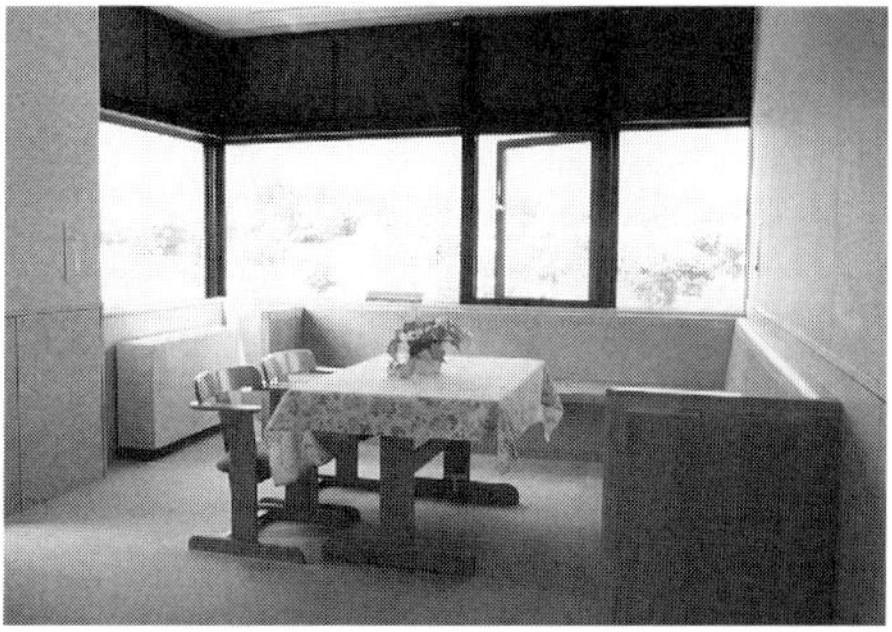

諏訪中央病院の各病棟にあるデイ・ルーム。ここから八ヶ岳がパノラマのように見える。静かに本を読んだりするのによい空間

⑤患者の家族の気持ちまで考えてくれる。

病気は、患者本人だけではなく、その家族にも、不安や苦労といった、あらゆる困難を与えるものだ。だから、医師には、患者だけでなく、家族の気持ちにいたるまで十分に配慮することが望まれる。家族に対しても、不安が取りのぞかれるように、ゆっくりと時間を取って説明してくれるドクターは、信頼していい。ぼくが仮にがんになった時、自分だけでなく、妻や子どもたちも同じように不安になるだろう。だから、そういう家族の心を、ちょっとだけでも支えてくれると嬉しい。

⑥患者が住む地域の医療や福祉をよく知っている。

たとえば、大病して退院した後のケアをどうするか、という問題がおこった時、医者が、患者をうまく地域の医療・福祉サービスにつなげてくれれば、病後のリハビリや介護はかなり違ったものになるはずである。その意味で、どこにどんなリハビリの病院があるかとか、療養型の病棟がどこにあるかを知っている医師は心強い。訪問診察や往診をみずからしてくれるドクターなら、なおのことありがたい。介護に疲れた時、ショート・ステイやデイ・ケアなどを紹介してくれるなど、介護する側を支えてくれる医師は、とても貴重だ。

⑦医療の限界を知っている。

医療に不可能はない、と信じている医師も多いが、限界があるのは歴然たる事実である。命にも限界がある。ぼくらはその限界のなかで、自分らしく生きることをもとめるべきなのだ。

⑧患者の痛みやつらさ、悲しみを理解し、共感してくれる。

痛くて苦しんでいる時に、「痛いはずがないよ」だとか、「我慢、我慢」などと簡単にいうような医師に、いい医者の資格はない。そんな時、「苦しいだろうね、何とかしようね」といってもらうだけで、痛みは緩和するような気がする。「つらいよね」「悲しいよね」と共感してくれるだけでも、ぼくらの心は力をもらうことができる。

⑨他の医師の意見を聞きたいという患者の希望に快く応じてくれる。

自分の医療に自信があれば、いわゆるセカンド・オピニオンを受けたいという患者に快く紹介状を書いてくれるはずだ。そういう医師は、第三者の他の医師に診られてもはずかしくない医療をしている、との自負をもっている。セカンド・オピニオンはもう当たり前。他の医師の意見を聞きたい時、主治医に紹介状を書いてもらおう。多くの医師はきちんと応じてくれるはず。セカンド・オピニオンを受けたいといったら嫌な顔をするようなドクターは、もう頼りにしない方がいい。

患者さんを自分の従属物のように考えているドクターもいる。患者さんのことを「私の檀家だから、手だしをしないようにしてください」といわれたことがあったが、こんなドクターは時代錯誤もはなはだしい。

⑩ショックを与えずに真実を患者に伝えられる。
病気になれば、いい話ばかりがあるわけではない。きびしい状況におかれた時、嘘をついたり、隠しごとをせず、プロの立場からきちんと真実を話してくれる医師こそ、信頼できる。その時、患者にショックを与えず、時には慎重に何回にも小分けしながら、時間をかけて、希望も感じられるような話し方をしてくれるならば、その医師は、いい医者だと思う。

良医の10箇条は、患者さんから見た時には、良医の見分け方10箇条になる。これをうまく利用すると、いい医者を探し出すコツになってくれるだろう。

いい患者の10箇条

永六輔さんのラジオ番組を皮切りに、テレビや雑誌の対談で、この10箇条を取りあげてもらった。そのたびに、10箇条が深化していった。感謝している。

そのうちに、永さんが「いい患者の10箇条」をつくってきた。永さんの10箇条は、毎回変わるので、しかも、永さんの企業秘密だといけないので、ここにはのせないけど、一つだけバラしてしまおう。10箇条目がすごい。

生きているのに、ご臨終ですといわれたら、死んだふりをしてあげる——。

おもしろいだけでなく、毒のある言葉だけど、患者さんと医師の関係がこのくらいフランクで笑っちゃう間がらになったら、すばらしいように思う。

永さんの言葉だから、さらに裏の裏があるのかもしれない。臨終の最期の時だって、医者はミスをするもんだと強調したいのだろうか。だから、「いい患者」となるために、自分の方がしっかりして、セルフコントロールできるように、患者さん自身が自立するようにすすめているのだろうか。

永さんの狙いは、もっと深いところにあるように思う。しばらく死んだふりをした後に、薄目を開けて、「ぼく、まだ生きているよ」と、ビックリさせる。そして、主治医を中心に、その場にいる皆で大笑い。生とか死とか、医療とか医師とか、なじみにくく堅苦しいものを身近なものにしたいのではないか。

落語の世界だなあと思った。死なんて、とてもなじめるものじゃない。でも、どんな人にも、いつか必ず、死はやってくる。その時、肩の力を抜いて、つらい死でも、迎えいれることができるようになるためには、どうすればいいのか。友人のような主治医がいたら、悲しみだけではなく、笑いがあったり、心の底からの納得があったり、死への不安が少しだけ減るのではないかと思う。

また、永さんは、主客の転倒も意図しているのではないだろうか。日本の医療現場は、「オレに任せておけ。素人はどうせわからないんだから」という、医師中心のパターナリズムが横行している。同じ目線で、医師と患者が語りあうのではなく、いつでも医師は、一段高いところから常に患者を守り、指導する。この関係を壊したかったのではないか。

患者さんが、臨終での医師のジャッジ・ミスを許してあげる。医師は許されていることに気がつく。今までの、一方的に医師から治療してもらう関係から、許し、許される関係がつくられることによって、医師と患者さんの間に双方向の関係が構築される。ここに本物の信頼や、安心が生まれるのではないか。ここに本物の尊敬が生まれるのではないか。

ぼくたち医師は、いろいろな場面で、患者さんから多くのことを許されていることに気づくべきだと思った。永六輔さんは、やっぱりすごい。

ここにあげた、かかりつけの医師を選ぶための、良医の10箇条とは別に、「医者にかかる10箇条」を、「ささえあい医療人権センターＣＯＭＬ《コムル》」がつくっているので紹介したい。今後の参考になると思う。代表の辻本好子氏は、ぼくの友人だ。彼女は、ＣＯＭＬを立ち上げて、市民が病院の第三者評価をする病院探検隊を組織した時、プレ探検ということで、諏訪中央病院を選び、関西から大勢の仲間を引き連れて、病院機能評価にやってきた。それ以来、ＣＯＭＬとの交流はつづいている。

◎新・医者にかかる10箇条――あなたが〝いのちの主人公・からだの責任者〟

①伝えたいことはメモして準備
②対話の始まりはあいさつから
③よりよい関係づくりはあなたにも責任が
④自覚症状と病歴はあなたの伝える大切な情報
⑤これからの見通しを聞きましょう
⑥その後の変化も伝える努力を
⑦大事なことはメモをとって確認

⑧納得できないときは何度でも質問を
⑨医療にも不確実なことや限界がある
⑩治療方法を決めるのはあなたです

医療の主役は患者——国民が望むような医師を育てられるか

今までの日本の医学教育は、名医や専門医を育てることをよしとする風潮が一般的だった。しかし、先述の、いい医者の条件を理解できるような医師を育てていこう、という動きも少しずつ出てきた。

二〇〇四年から医師の教育研修制度が変わり、臨床研修が必修となる。大学や高度医療を行う大病院だけではなく、地域の病院においても、研修病院として、二年間の教育が行われるようになる。ぼくのバトンを受けてくれた濱口實新院長を中心にしたスタッフの努力で、二〇〇三年、ぼくらの病院も臨床研修病院に指定された。これからが大切なのだと思う。

日本の医学教育は、主に専門医を育てることを目的にカリキュラムが組まれてきた。でも、何割かの医師は専門医でなくてもいいのではないか、とぼくは思っている。専門医ではなく、身体全体を治してくれる総合医や、質の高い一般内科医も必要とされている。身近な人々の気持ちに思いを馳せられるような、あたたかい心をもった医師を、地域で医療を行ってきたぼくたちが育てていければいいなと思っている。

今までは、研修医の四人に三人は大学病院で研修を行い、その約七割が出身大学の付属病院に残っていた。だが、国立大学医学部付属病院長会議が実施した調査によると、大学病院以外での研修希望者は、じつに四十三パーセントを占めた。医学生たちは、大学病院での研修に決して満足していないのだ。

国は、二年間、医師としての基本的なスタンスを学んでから、その後に、スペシャリストとしての教育を行うシステムを考えているようだ。これは一理あるように思う。

ぼく自身、若い頃から、患者さんが何を望んでいるのかわかる医者になりたいと思ってきた。病んでいる人の思いがわかったら、そのために何ができるかを考えてきた。病院の機能を総動員しても、その患者さんを支えられないとわかると、地域にある資源や人を最大限活用するネットワークづくりにも取り組んできた。

個人的な印象でも、地域医療を学びたいとか、プライマリー・ケアを学びたいという医学生は多くなっていると思う。徐々にではあるが、日本の医療も、国民が望むような形に変わっていくのではないか、と期待している。その積み重ねの先に、いつか、救急医療や専門医療や高度医療などの攻める医療と、支える医療の、バランスのいいシステムが日本に定着するようになる。そんな日が来ることを、強く願っている。

第3章

あたたかな医療システムをつくりたい

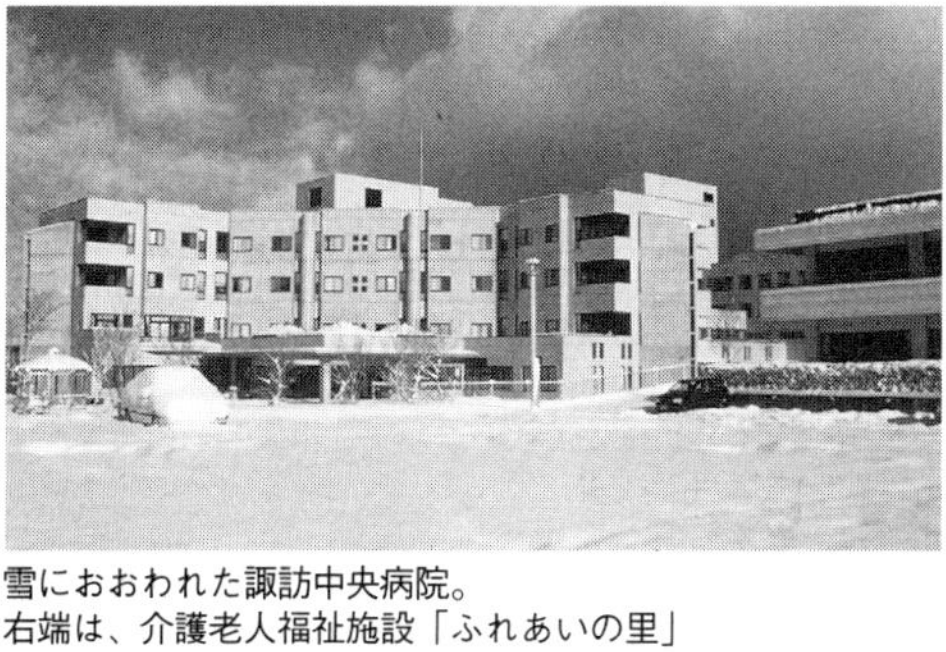

雪におおわれた諏訪中央病院。
右端は、介護老人福祉施設「ふれあいの里」

この国で医療をすることの悲しみ

坂口大臣と対談する前に行われた二〇〇二年春の医療構造改革も言葉だけで、結局は、財政対策に終始してしまった。国民負担が増える一方で、医療費のカットも行われたため、現場はますますゆとりを失い、過酷な条件のなかで患者さんを治療していかなければならなくなった。

今でも、入院患者に対する医師や看護師数は、アメリカのおよそ六分の一だといわれている。今の医療制度のままでは、医師も看護師も他の医療従事者も、精も根も尽き果ててしまうのではないだろうか。

国民負担を増やすのなら、日本の医療をどのように変えようとしているのかという、明確なメッセージがほしかった。みんなが安心できて、受け手に選択権のある質の高い医療をどのようにつくるのかを、国民に示してほしかった。

質の高い医療を提供しながら、医療費をあげずに世界に誇れる国民皆保険制度を守るためには、平均在院日数という、一人一人の入院期間を短くしなければならない。しかし、病院の経営戦略のための平均在院日数短縮ばかりが優先されると、「ちょっと長くなったから退院してくれ」とか、「もう治らないから退院してくれ」などと、冷たい医療や放りだす医療が横行してしまう。

ぼくは常々、「つなげる医療」や「見放さない医療」を行いながら、同時に、平均在院日数を短くしていくことが、あたたかな医療を住民に提供していくためには必要なことだと思ってきた。

二〇〇二年の医療報酬改定の結果、院長になった一九八九年から十四年間つづけてきた諏訪中央病院の黒字運営は、困難になりそうな雲行きだ。支える医療や、見放さない医療は、保険点数上、これまでに比べてとてもやりにくくなった。それでも、医業収支と介護保険などの付帯経常収支を合算したものは、黒字経営が継続している。自治体立病院の医業収支の黒字達成は少ない。多くの自治体では、医業収支は赤字でも、自治体が病院へ繰りいれをして、経常収支を黒字化している。きびしい向かい風のなかでの病院運営としては上出来だと思っている。

大きな都市ではいくつもの病院があるので、自分たちの得意にしている領域だけを特化した医療を選んでいけばよいのだが、小さな町で病院が一つしかないと、そんなことは難しい。救急医療と高度医療だけをやりたいと思っても、患者さんを放りだすわけにはいかない。

どうして、紹介状をもっていない初診の患者さんから特別料金を取ったりしなければならないのか。どうして、患者さんの負担になることを承知の上で、院外の薬局に薬の処方を依頼しないといけないのか。このところ、ずっと心が揺れつづけてきた。制度に翻弄されて、少し気力がなえてきているのかもしれない。

ぼくは、患者さんができるだけ利用しやすい病院をつくってきたつもりだった。すべての患者さんを断らずに治療できる病院をめざしてきた。職員もぼくの考えに賛同してくれて、一生懸命協力してくれた。長い間、自分は正しいと思っていたが、昨今では、時代にそぐわなくなっているのをしみじみと感じる。たぶん、感覚が古くなってきたのだろう。二〇〇一年に、それまで勤めてきた諏訪中央病院の院長職を交代したが、まさに潮時だったかもしれない。

つなげる医療――支える医療に不可欠な総合医

二十一世紀の医療は、より専門性がもとめられていくだろう。命を救うための専門性の高い医療こそが、これからは必要ということだ。

これまで、医療技術は、疾患や臓器を細かく分割しながら、個々の医療レベルをあげてきた。しかし、患者が専門と専門のはざまの病気をかかえたり、いくつもの病気をかかえたりした時には、一つの専門分野では対応できない。

先日、ある医師と電話で話をした。彼は、救急医療や高度医療の充実した評判の高い、ある県内病院の救急部の責任者をしている。そこでは、運ばれてくる患者が高齢者で、いくつかの病気をすでにもっていて、しかも脳卒中だったりすると、だれも診たがらない。押しつけあってしまうのだという。自分がどうしてこんな年寄りの治療しなくちゃいけないんだ、なんて不満をもっている医師に主治医になってもらう患者さんはかわいそうだ。

ある分野を専門とする優秀なスペシャリストのなかに、少数でもいいからジェネラリスト、つまり、全身を診てくれる総合医が必要なんだと思う。

一般内科医や地域医療の医師が、専門のドクターと連携を取りながら、患者を診る。そうすれば、患者はとても安心だろうし、専門性の高いドクターも、質の高いジェネラリストがいることで、自分の得意分野に専心して力を発揮できる。

専門医と専門医を「つなげる医療」。

病院の医師と地域の開業医を「つなげる医療」。

病院内で、医師、看護師、理学療法士、メディカル・ソーシャル・ワーカー、栄養士、メディカル・エンジニア、放射線技師、検査技師等々の多様な専門家たちを「つなげる医療」。

そういう発想がこれから必要とされている。

高度医療や救急医療を売りものにしている病院にも、一、二割の総合医がいれば安心だ。諏訪中央病院には多くの専門医の間に、七、八名の総合医がいる。彼らは、患者さんの臓器そのものだけではなく、全身を診ることを心がけている。患者さんの丸ごとを診るだけでなく、患者さんの家族や退院して帰っていく地域のことも一生懸命考えてくれる医師たちだ。たくさんの病気があって、どの専門医に診てもらうのがいいのかを決めるのが難しい患者さんには、そうした総合医がどうしても必要だ。

八十歳で、がんがあって、脳血栓のために半身がマヒしている患者さんが、肺炎をおこして入院してくると、多くの病院は、もうどうすることもできないよ、と、心のなかではすでに患者さんを投げだしてしまっている。こんな患者さんを、誇りをもって診てくれる医師たちがいると、自分が生活している地域に安心が広がるものだ。

たとえ八十歳の老人だって、肺炎がよくなって、少しでもよい状態が自分の身に訪れれば嬉しいに決まっている。最終的に救命はできないかもしれないけど、丁寧にあたたかく診てくれる医師がやっぱり欲しいじゃないか。そんな思いがずっと前からあった。

がんだからしようがない、とか、歳だから仕方がない、といって切り捨ててしまう医療がのさばっている。もちろん、患者さんだって家族だって、仕方がないとわかっている。でも、ちょっと応援してもらいたいんだ。覚悟はできていても、生きている間は、人間らしさを守ってもらいたい。そんな時、あたたかな医療があるといいなあと思う。

病診連携が大切——複合体の解体

手塩にかけて育ててきた諏訪中央病院に、転機が訪れている。

跡を引き継いでくれた濱口院長は、「あたたかな急性期病院」に徐々に変わっていこう、という明確な方針を示している。地域に貢献できる病院として生きつづけることを、選択したのだ。八ヶ岳山麓は広い。救急患者が発生した時、諏訪中央病院が慢性期の病院になってしまったら、救命できない人が多くなるだろう。

繰り返しいうように、急性期特定病院は、平均在院日数を短縮させなければならず、冷たい医療におちいりやすいが、諏訪中央病院は、救急医療や高度医療を行いつつ、あたたかな医療、投げださない医療、放りださない医療を行っていく、というのだ。

実現するのは、じつに難しい課題である。ぼくは、もはやこれは、病院だけでは解決できない問題であることに気がついた。地域の支えが大切なのだ。

＊

一九九九年、ぼくたちは、第十回全国地域医療研究会を、白樺湖畔で主管した。全国からおよそ八百名の地域医療の担い手たちが集まった。基調講演のなかでぼくは、諏訪中央病院グループを中心として、茅野市、原村、諏訪市一帯の地域医療の形は、徐々にできつつあると述べた。

この時期、ぼくは、地域医療の一つの形はできあがったと思っていた。救急医療や高度医療の充実と支える医療のバランスのよさが地域の平均寿命を長くし、さらに、地域の医療費を軽減化する環境をつくりあげた。

しかし、二〇〇一年に実施された医療法の改正で、紹介率が病院の大切な指標になってしまった。紹介率というのは、簡単に説明すると、紹介状をもって来院した患者数に救急車で搬送されてきた患者数を足して、初診の患者数で割ったものだ。だから、紹介状もなく、救急車で来ない患者は、紹介率を下げるありがたくない存在になってしまう。

それまで「いつでもだれでも」診るシステムや、生きている間継続して診るシステムをつくってきたのに、数年中に時代は変わると予想して、残念だけど、悔しいけど、若干の方向転換をせざるを得なくなった。そのため、諏訪中央病院グループの複合体的な要素を解体して、地域のなかへ静かに自然に溶けこませられるかが、今、問われているのだという課題を、その時ぼくは明示した。

ここで諏訪中央病院グループといったのは、次のような施設やシステムの総称である。

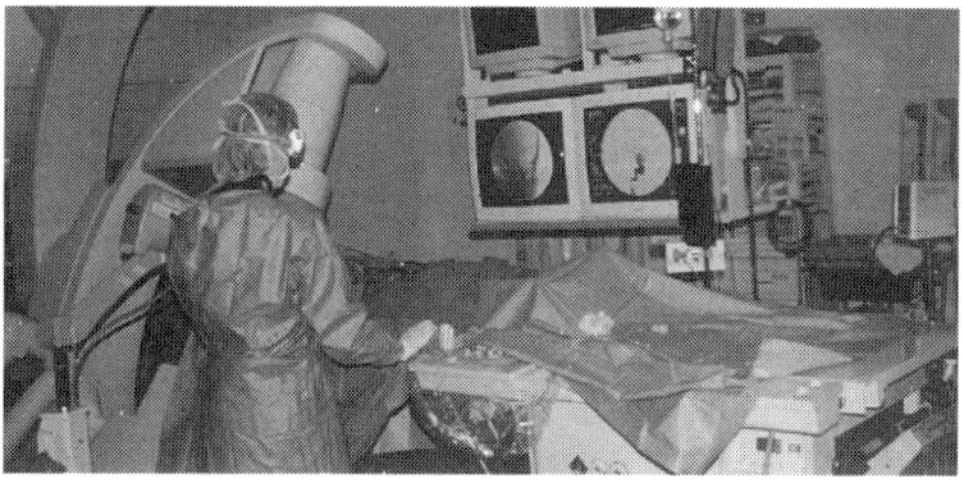

脳外科医が、諏訪中央病院の血管造影室で画像を見ながら、カテーテルで治療中。開頭手術をしないで済む

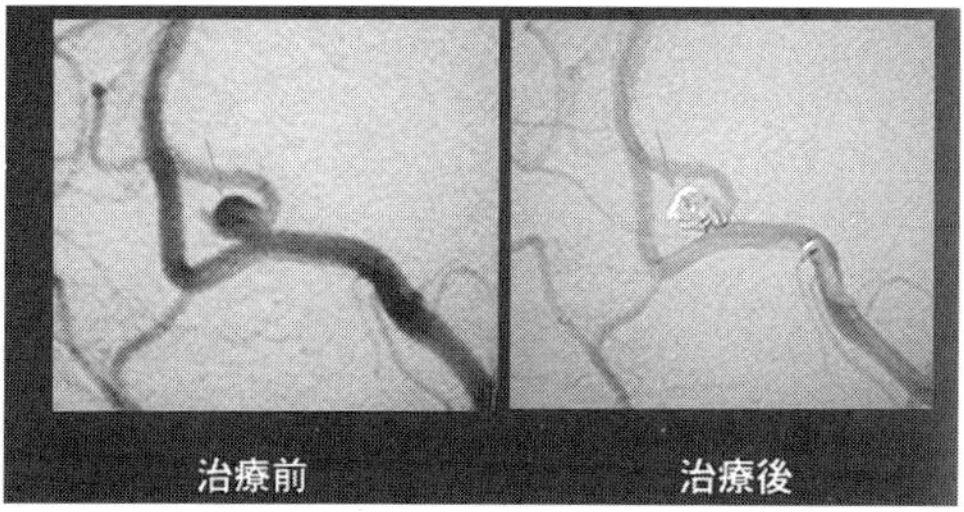

カテーテルで、脳動脈瘤のコイリング治療を行った。動脈瘤内に血流がなくなったのがわかる

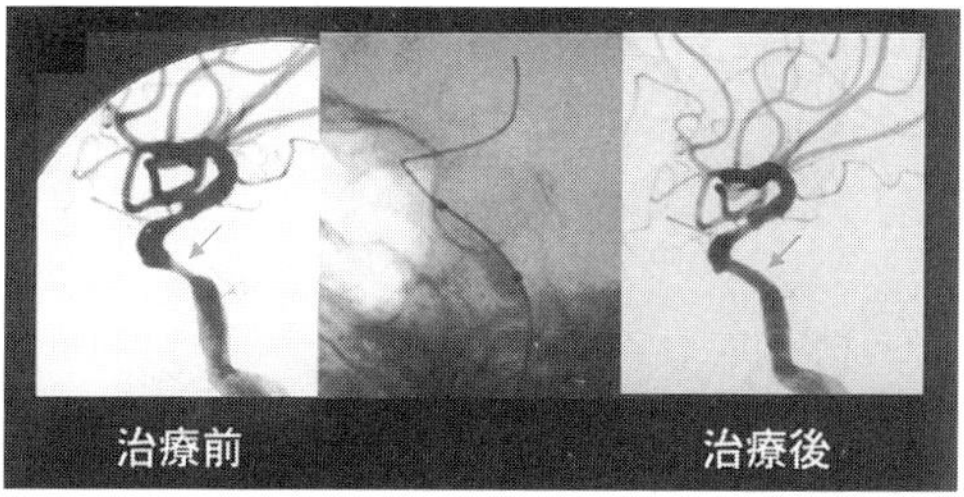

カテーテルで、内頸動脈の狭窄部の血管形成術を行い、脳梗塞を未然に防いだ

東洋医学センター、デイ・ケア、二十四時間体制の訪問看護ステーション、ホスピス病棟、在宅ホスピス・ケア、回復リハビリ病棟、療養型病棟、ドック健診センター。さらに、渡り廊下でつながった老人保健施設や茅野市立の介護老人福祉施設「ふれあいの里」、リバーサイドクリニック、看護学校も含めて、諏訪中央病院は、一つのグループのようなものをつくってきた。しかし、現在は、各々が次第に自立度を高めるような動きを活発にしている。

たとえば、リバーサイドクリニックは、茅野市立の診療所として正式に独立し、茅野市西部地区の医療の中枢として生まれ変わった。リバーサイドクリニックは、質の高い地域医療をめざす二名の常勤内科医師と、諏訪中央病院や国保の原村診療所にいる医師の応援を得て、多機能の保健、医療、福祉を行い、医師会が中心となって、夜間の一次救急外来をこのクリニックを使って行うようになった。また、西部保健福祉センターやデイ・サービス、それに、訪問看護ステーション「どれみ」などと、一つ屋根の下、徐々に連携体制を深めつつある。

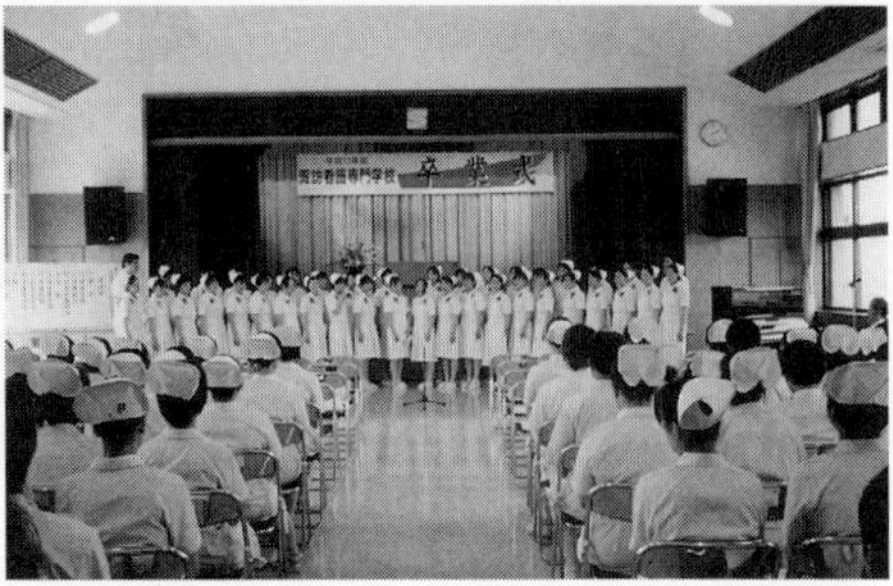

諏訪看護専門学校の卒業式。毎年、全員で涙の答辞をする

もとは諏訪中央病院グループの一員であった個々の組織が、自立度を高めながら、民間の他組織との連携を豊かにしていく第一歩が、すでに始まっている。

地域を支える家庭医機能の充実が必要

「放りださない医療」を行うためには、地域の保健、医療、福祉を充実させることが肝要である。

院長をやめて、保健、医療、福祉管理者という、自治体立病院の職名としては聞きなれない役職の辞令を受けた。ぼくに用意された役職は、条例を変更してつくられたものだった。市長の説明では、グループ全体のCEO（最高経営責任者）だという。

諏訪中央病院の最高執行責任者は病院長。これに対して、ぼくの仕事は、諏訪中央病院グループ全体の調整、さらに、グループと地域の調整というものだった。これとは別に、茅野市の保健、医療、福祉のアドバイザーの辞令ももらい、さらに、地域につくられた四つの保健福祉センターや、市の特別養護老人ホームの相談役も命じられた。結局は時間が足りず、自分では十分に仕事ができているとは思っていない。

院長をやめたのは、ぼくのわがままだった。

一人の人間が権力を長くもちつづけることは、決して健全なことではない。みずからの意志は別にして、組織がいびつな権力機構になってしまうことが何よりも恐ろしかった。

濱口院長とぼくの関係はすこぶる良好だ。信頼しあっていると思う。これまでも、お互いにそれぞれのもち味を尊重しあってきた。社交的なつきあいは二人ともどちらかというと好きではないが、両者で分担して、方々に義理を欠かないように心がけてきた。困難な問題が生じても、協力しあって解決してきたし、場合によっては、役割を分担して事に当たってきた。

二〇〇四年に医師の研修制度が変わるのを機に、濱口院長は、臨床研修病院の指定を受けた諏訪中央病院で、よい医師を育てようと考えている。そのためにも、急性期病院として一定の評価を受けつづけなければ、医師の教育という夢がついえてしまう。

その夢の実現のために、ぼくは外へ出て、諏訪中央病院を応援できたらいいと思っている。諏訪中央病院としても、急性期病院としての評価をきちんと得るためには、今まで以上に紹介率を高めなければならない。そのためには、病院と地域の開業医や診療所のつながり、つまり病診連携がどうしても必要なのだ。

日本の医療を変えるためには、すぐれた技術をもった専門医だけでなく、あたたかな総合医が増えることが必要なのだ。

ぼくもいつか、聴診器一本で、病院がもっている各種の機能や、地域の保健や福祉の機能に、患者さんを上手につなげる医療をやってみたい。
前に、良医の10箇条を示したが、じつは、ぼく自身が、あの10箇条を目標にしている。

日本の医療の再生をめざすための三つの質問

日本の医療を再生するためにはどうすればいいのか、考えてみた。

質問① 日本の医療費は高いのか、安いのか。

今の医療費が高いか安いか、意見が分かれるところだろうが、GDP(国内総生産)に対する医療費の比率で見ると、先進国グループのなかでは、日本は、年によって十八位から二十一位と非常に低水準だ。

その意味では、医療費は高くない。だからこそ、あまり使わないような道路や橋やダムの建設は少しひかえて、命を守ったり支えたりする方に国民のお金を使ってほしいと思う。もちろん、国民医療費は上昇カーブを描いているので、将来が心配なのはいうまでもない。

どうにかしなければと、焦る気持ちはわかるのだが、高速道路の問題も、郵政の民営化も雲行きがおかしくなるなか、医療分野には着々と手がつけられた。医療費は、戦後はじめての二・七パーセントダウン。さらに、老人の一割負担やサラリーマンの三割負担など、改革は歯止めなく進んでいる。つまり、国民負担が確実に増えている。

普通は、料金が高くなれば、いいサービスが受けられるようになるはずなのに、この改革では同時に診療報酬の大幅なダウンも行われているので、病院も合理化せざるを得ない。現在、一般病院のベッド数百床あたりで、日本の医師数十一・五人、アメリカでは七十六・九人（二〇〇〇年）。数字からも明らかなように、日本の医師は忙しく働きまわっている。何せ、アメリカの六分の一よりもひどい数で働いているのだ。病院の医師がもっと働けば解決できるなどというレベルの問題ではない。

先進国のなかで、日本の医療スタイルのおかしなところがもう一箇所ある。医療費を入院と外来に分けてみると、入院に使われるお金が少なく、外来診療にお金が流れている。入院患者の命を守っている若い医師たちは、悪条件のなかで仕事や研修をさせられている。この辺のことは、人気漫画の『ブラックジャックによろしく』に、じつにうまく描かれている。

年々、医療の進歩は著しい。国民の高度医療に対する期待も大きい。入院医療に、もう少し多く、国民医療費の一部が流れるようにしないといけないと思う。しかし、一番大切なことは、日本の国民医療費は安い、ということなのだ。

きびしい医療構造改革を行いつつ、国民への情報公開が十分になされ、質の高い、あたたかな医療を供給することを条件に、医療費の総額を拡大すること。そうしないと、まともな医療が受けられない国民も悲劇だ。悪条件のなかで働かされ、誇りをもった仕事ができない医療者たちも燃えつきてしまう。

医師には、ゆとりをつくってあげないといけない。

ドクターが余裕や誇りをもっていることは大事だ。患者にとっても、十分な説明を得たり、待ち時間が短縮されるためにも、医師のゆとりが必要だと思う。

質問② 病院はなぜ、私たちをおいてくれないのか――。

多くの国民から「早く退院させるのはなぜか」と疑問が出ているが、だれも上手に答えてくれない。

つまり、国は、高度医療をしている病院の入院コストが高いので、患者たちを、よりコストの低い亜急性期の病棟や慢性期病棟、あるいは、在宅での療養へ移したいのだと思う。また、平均在院日数が下がれば、空きベッドが出てくる。だから、いずれは、ベッド数を縮小させたり、病院数を減らすこともねらっていると思う。数年前に、一般病院の百二十万床あったベッド数は、すでに百万床を切った。

日本の平均在院日数は、世界の水準と比べて極端に長い。米国で七・〇日（二〇〇〇年）のところ、日本ではじつに、すべてのベッドを対象にすると三十八・七日、一般病床の場合ならば二十三・五日（二〇〇一年）である。

長野県は二十一・五日と一般病棟の平均在院日数が日本一短い（二〇〇一年）。長野県が、老人医療費が日本で一番安い理由の一つだと思う。

国民皆保険制度を守り通すためには、医療費が急激に上昇しないことは重要である。そのためには、平均在院日数が短いことが重要なのである。けれども、平均在院日数を短くしようとすれば、どうしても、冷たい医療におちいりやすい。ここが問題なのだ。急性期病棟の入院期間を短くしながら、あたたかな医療をどのように国民の前に展開できるかが問われている。

もっとゆっくり療養したいと思っていたはずの国民の不満や不安と引き換えにして、果たして医療費上昇には抑制がかかったのだろうか。

熊本市のように、病院の機能分担や、病院連携が軌道に乗りだしている地域が出はじめたが、こういった地域の医療費は本当に抑制されたのだろうか。もしそうだとしても、茅野市のような小都市では、熊本市のような病院の機能分担はできない。小都市には、大都市とは別の、低コストで地域の命を守るシステムを認めた方がよいように思うのだが、金太郎アメのような全国一律のルールで、この難局を乗り越えられるのだろうか。

いい病院に入院できたと思っていたら、三週間後には次に移る病院を探しておかないといけないなんて、どこかおかしい気がする。事情はわからないでもないが、でも、どこか変だ。ただ単に次の病院へ移るだけなら、どう考えても時間や手間のムダだ。

でも、転院をしていった先の病院が、亜急性期や慢性期のケアがきちんとできるのであれば、国民は納得できると思う。国の狙いは、じつはここにあるのだと思う。

諏訪中央病院のように、急性期病棟の他に、回復期リハビリ病棟、ホスピス病棟、療養型病棟、二十四時間体制の在宅ケアがあれば、利用者に安心を与えながら、急性期病棟の平均在院日数を減らすことができる。

今までは、このシステムで、地域の医療費が全国的に見ても安く、病院経営も黒字で、安心のネットワークがつくれていたのに、全国一律のルールのために、諏訪中央病院も変わらなければ生き残るのが難しくなりだしている。おかしいと思う。

質問③　病院はなぜ、紹介状をもってないと診てくれずに嫌な顔をするのか。

国民からはこんな疑問が多く出ている。

日本の医療の一つの大きな特徴だったフリー・アクセス――いつでも、だれでも、どこへでも(大病院でも、大学病院でも、診療所でも)診てもらいたい所へ行ける――という制度は、今も守られている。

しかし、かかりつけ医をできるだけつくって、普段はそこで治してもらい、重い病気になった時だけ、紹介状をもって大きな病院へ行くというシステムを確立することによって、医療費全体を抑制することができる、と国は考えているようだ。高度医療の機能を、かぜや高血圧などの日常の病気を診るために使うのでは、ムダが生じると考えだしたのだろう。

その方向性自体は間違っていない。しっかりした家庭医機能をつくって、外来診療は、できるだけ病院でなく、診療所や開業医に行ってもらい、ベッド数を減らして、平均在院日数を短くして、密度の濃い、ゆとりのある医療をする。何もかもが、いいことずくめのような気がする。だが、果たして、そんなことが可能なのだろうか。

日本を元気にする医療改革――日本の医療保険制度の三つの特徴

日本の医療保険制度の特徴は、公平、フリー・アクセス、低自己負担の三点だった。

たしかに、フリー・アクセスで好きな病院へは行けるが、好きなドクターを入院時に選ぶとなると難しい。選ぶための資料も公開されていない。

けれども、世界から見れば、日本の医療事情は、決して悪いものではない。

WHO(世界保健機関)は、加盟百九十一箇国の医療事情を、五項目にわたって調査している。その五項目は、次の通りである。

健康寿命（平均寿命から、寝たきりや痴呆など健康がそこなわれた期間を引いたもの）、幼児死亡率の地域格差、医療に対する満足度、アクセスの公平さ、費用負担の公平さ。

結果、日本は総合第一位に評価された。

しかし、医療に対する満足度だけを見ると、日本は六位に落ちこんでしまう。

じつに、ここが問題なのだ。WHOに評価されることよりも、今、ぼくたち医療人が総力を結集して実現させなければならないのは、この国の人たちの満足度を高めることなのだ。それができた後に、医療の質をあげるために、先進国並みの医療費アップをしてもらう必要があると思う。

こうやってみると、日本の医療はマスコミで批判的に取りあげられることが多いが、世界のなかでは、コスト・パフォーマンスのいい、質の高い医療が行われている、ということになる。

グローバル・スタンダードなどという言葉にまどわされたり、市場主義に幻想をいだいたりして、アメリカ的なものを真似ることに、ぼくは危惧をいだいている。アメリカでは、たしかに、お金をもっている人たちはいい医療の恩恵を受けているが、四千万人もの人が、まともな医療を受けられないでいるのだ。

戦後の日本がつくってきた構造は、ことごとく制度疲労をおこしはじめている。医療に構造改革が必要なことはたしかだが、政治と金、公務員の天下りといった構造にも、改革の目を向けてほしいものだ。銀行、公共投資、道路公団、郵政民営化に関しては、議論だけで、なかなか手つかずの状態だ。それなのに、世界一にランクされた医療の分野に対しては、どんどん改革が断行されている。

果たして、これが、国民のための医療構造改革になるのだろうか。

老後の安心と、病気をした時の安心――二つの安心で日本の経済が動きだす

財務省主計局が、二〇〇三年三月から五月にかけて行った国家予算に関するインターネットの国民アンケート調査によると、増やすべき国家予算の第一位は、「雇用・失業対策」だった。第二位は「医療」で、第三位が「年金」、第四位に「福祉」、第五位が「介護」とつづいた。減らすべき予算としては「道路」「開発援助」「防衛」など。これが国民の正直な気持ちではないか。

政治家は国民の声に耳を傾け、勇気をもって大胆に舵取りしてほしい。国民は誠実に働いている。国民が自信を取り戻し、元気で明るく生きられる国にするための、正しい舵を取ってもらいたいと思う。

ぼくは、国民が安心できるあたたかな医療システムは、大きな構造改革などしなくても、小さな改革を徹底的にやることでつくっていけるはずだと確信している。

教育と診療報酬とネットワークをうまく整備して、あたたかな医療を行うようにする。そして、それに関する努力が報われるように、ルールを改正していけば、WHOの評価だけでなく、日本の国民に「世界で一番」といってもらえる日が来るような気がしている。

「朝日新聞」の二〇〇二年の調査によると、一九七八年には三十六パーセントだった老後の不安が、六十六パーセントにまで急上昇している。

病気に対する不安と老後の不安があるために、世界で一番預金をもっているといわれている日本の国民が、お金を貯めたまま使わないのでは、いつまでたっても経済などよくなりっこない。現在、株式投資や保険も含めた国民の資産は、総額千三百八十兆円近くといわれている。国の年間予算が八十一兆円、国の借金は六百八十兆円、国民医療費は三十一兆円。

日本の医療費は、世界的に見ても決して高くない。いらないダムや、走行車両の少ない高速道路建設を見直して、ここに国のお金を投入して、国民が安心できる医療システムや福祉システムをつくりあげることで、老後のために貯めてきた巨額のお金は、市場に流れだすのではないだろうか。

老後のために蓄えてきたお金を使って、今、生きている人生を豊かにする。たまには、旅行をしたり、映画を見たり、おいしいものを食べたりする。さらに、心の余裕をもって、地域のための活動をしたりすることによって、この国の元気は、少しずつ取り戻せるのではないだろうか。

日本を再生させ、元気にさせるのは、旧来型の公共投資ではなく、国民共通の社会資本である医療と福祉を充実させることだと、ぼくは思っている。

第4章

だれだって、いつか死ぬ

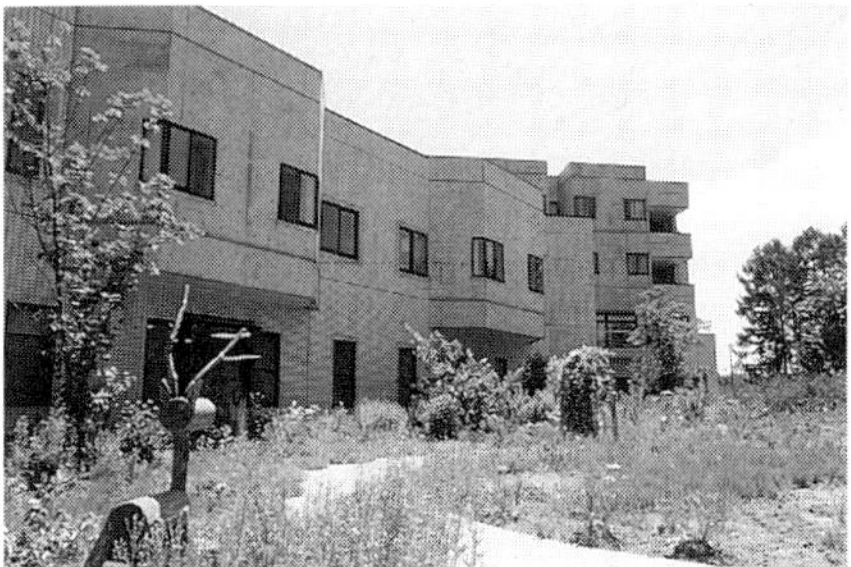

小児・産婦人科病棟の奥に、緩和ケア病棟が見える

命は最期まで大切に扱われるべきもの

ある日、山梨県で在宅ホスピス医療の仕事をしている内藤いづみ医師から、こんな話を聞いた。そこには、現在の医療のひずみが生みだした、悲しい光景があった。

＊

ある女性が、内藤先生のところに、末期の肺がんで入院していた五十八歳のお兄さんのことで相談に訪れた。

その女性のお兄さんは、脳への転移があり、放射線によるガンマー・ナイフの照射もすでに終了していた。それでも脳神経症状が見られ、近い将来生命維持が難しくなると思われる状態だった。患者本人に対して、病院側から説明がなされた。

「打てる手はすべて打ちました。当方でできることは、これ以上、もう何もありません」

「…………」

「こちらではもう手の施しようもないし、できれば早く退院していただきたいのです」

「……と、おっしゃいますと？」

「これ以上病院におられても、こちらとしてはすることがないのです」

「そんな……、こんな状態で、一人では家にいられません。ここにいさせてください」

「それは困ります。ベッドの空きを待っている別の患者さんもいらっしゃるし、誠に申し訳ありませんが、できるだけ早く退院していただきたい」

「このまま家に戻っても、不安なだけです」


患者は独身で一人暮らしである。たとえ、退院したとしても、迫りくる死を前に、一体どうすればいいのだろうか。


病院側の突然の退院勧告に、本人はもちろんのこと、妹さんも非常に驚いた。やりきれぬ思いをいだきながら、彼女は、お兄さんの主治医のところに飛んでいった。

「兄は一人で家にいることなどできません。この病院に置いてもらえるだけで安心なんです。お願いです、どうか兄を、最期まで置いてあげてください！」


主治医の返答は、にべもなかった。

「当病院の決まりごととして、できれば十七日以内に退院してもらいたいのです。そうしないと、病院の急性期入院加算が評価されず、経営上困るんです」

結局、彼女のお兄さんは、追いだされるようにして退院した。

途方にくれた彼女は、試しに、ソーシャル・ワーカーから勧められたケア・ハウスにお兄さんを外泊させてみたが、他の入所者たちはチューブを入れた寝たきり老人ばかりで、とてもお兄さんのような病状の人にきっちり対応できるような体制ではなかった。費用も、一日につき、実費で一万二千円もかかる。

結局、入所しないことにした。

「ここ以外に、受けいれてくれる所はありませんよ」

ケア・ハウスを出る時に、彼女はそういわれた。

先の長くないお兄さんに、何とか安心して残りの日々を過ごせる場所を見つけたい。唯一の受けいれ先だ、といわれたケア・ハウスでは、その願いに応えてくれない。

困り果てた末に、彼女は内藤先生のもとを訪ねたのだ――。

何のための高度医療か――ガンマー・ナイフが支える命を考える

「知人の病院を紹介したけれど、こうした体験によって、患者さんご本人が絶望のあまり急激に容態を悪くされるのではないか、というおそれがあります」

電話口からは、内藤先生のおさえきれない憤りや悲しみが伝わってくる。話は、さらにつづく。

「医療者たちが、どうしてここまで冷たいことができるのでしょうか？　国の方針や競争原理、数字のみの評価では、命はどんどん粗末に扱われ、悲しい思いで命を閉じる人が増えそうです」

このエピソードは、残念ながら特別のケースというわけではない。日本中どこでも似たような話を聞く。

平均在院日数を下げようとする病院は、入院が長くなったので出ていってほしいとか、手術が終わったから次の病院を探しなさい、といえばすむかもしれない。だが、放りだされた患者にしてみれば、たまったものではない。せっかく、いい病院を見つけた、と思っても、すぐに見放されてしまうのでは、安心して医療を受けることなど、とてもできないだろう。

ガンマー・ナイフの治療費は高い。だから、治る見込みの少ない肺がんで、脳転移もある患者さんにわざわざ高価な医療を施すということは、本来、その人の人生の質や生活の質をあげるための治療行為のはずなのに、苦労して高いお金を払ってまで治療をしたにもかかわらず、患者さんもその家族も、全然幸せになっていない。ＱＯＬ（クオリティ・オブ・ライフ。生活の質）もあがっていない。どこかおかしい。病院は、儲かればいいのか。人を幸せにしない医療って、一体何なのか。

ガンマー・ナイフは、転移性の腫瘍をえぐりとるだけでなく、患者さんやその妹さんの生きる希望や力まで奪いとってしまったように思う。ガンマー・ナイフが悪いのではない。すべては、照射後の問題なのだ。もっといえば、医療者の想像力の問題とでもいうべきかもしれない。

医師が、この患者さんはもう完治することはない、と判断する。でも、限られた命の、残された時間を、患者さん本人はどのように生きたいのか。また、家族はどんな思いでいるのか。それを想像することこそが大切なのではないだろうか。

作家の大江健三郎が、フランスの思想家・ガストン・バシュラールの言葉を援用して、さかんに「想像力」の重要性について述べていたことを思いだす。ヒロシマの、そして、オキナワの苦しみを自分の問題として想像し、何よりも自分の加害者性に直面すること。

医療者自身が、先端医療の「攻める医療」を軽々しく考えることによって、患者に対して壮絶な苦しみを与えることもあり得るのだとすれば、なおさらのこと――。今まで、何回も述べてきた、攻める医療と支える医療のバランスが必要なのだ。

腫瘍があるからガンマー・ナイフという放射線治療さえしておけばいい、と短絡して考えてしまうのは、医療者の近視眼的な発想だと思う。治療は何のためにするのか。だれのためにするのか。ガンマー・ナイフという高価な治療が、彼の残された人生をどのように豊かにするのか。

患者の命に医療が寄り添っていない。

命に寄り添わないから、貧困なイマジネーションしかわいてこない。

問われているのは想像力なんだ。重要なのは、病気のために苦難のなかにいる他者の内面へ想いを馳せること。たとえば、ガンマー・ナイフの治療によって患者さんの生活がどう変わるのか、などと、相手の気持ちを常に思いやることのできる柔軟な心をこそ、われわれ医療者はもちたいと思う。そうすることでしか、医療者と患者の根本的なすれ違いを防ぐ方法はないように思う。

想像力の貧困な医療者がしたこんな対応のために、この患者さんも家族も、深い絶望におちいってしまった。そのことを考えると、内藤先生と同じように、怒りと悲しみがわきあがってくる。そして、ぼくは、こんなふうに叫びたくなる。

人の命は、医者のオモチャじゃないんだ!

しかし、悲しいことに、現在、多くの医療者が思いやりをもたずに患者に接している。難しいことは考えない。転移性腫瘍が見つかったんだから、病院はそれを治せばいい。後のことは知らない。本当に転移性腫瘍を治せるなら、まだ許せる。もう治せないことは、みんなが承知しているのだ。治らない人にガンマー・ナイフのような治療をする時は、よけいに患者さんの命や生活のことを考えてあげてほしい。

患者の家族かだれかが考えてくれるだろうし、われわれには、それ以上踏み込む義務も義理も、もちあわせていない――。

こんな医療が理想などとは、ぼくにはとても思えない。

そしてぼくは、内藤先生がもらした言葉を、今も心のなかで反芻しつづけている。

命は、最期まで大切に扱われるべきでしょう――。

ガンマー・ナイフを照射した後のことを考えながら、限りある命を、少しでも快適に、その人らしく、やりたいことがやれるように患者に接するような医療が、日本中に広がっていったらいいなあ、と、ぼくは思う。

内藤いづみ先生の話を聞きながら、ぼくも同じように激しく怒り、何とかしてあげたいね、と話しあったのは、ちょうど、坂口力厚生労働大臣が、諏訪中央病院を視察に訪れる前日だった。ぼくは、「命は、最期まで大切に扱われるべき」という内藤先生からのメッセージを、大臣に伝えた。

視察後、坂口大臣からは、「医療には制度などのハード面に、あたたかさというソフト面を結びつけることが大切だと思う」という返事をいただいた。

経済効率ばかりが優先され、ともすれば、患者を見放したり放りだしたりする、冷たい医療に傾きがちな現在の医療に、あたたかさをどう結びつけるのか。

大臣がいうように、自分がかかわっている地域だけではなく、日本の医療全体の問題として、これから考えていかなければならないと思う。

終末ケアの四つの目標

ここで紹介したエピソードのように、がんで亡くなる日本人は着実に増えている。一九九六年以降、日本人の死亡原因のなかでがんの占める割合が、三十パーセントを越えている。つまり、現在は、三人に一人ががんで亡くなる時代になりつつあるのだ。

その意味でも、末期がんで亡くなる患者さんの痛みをコントロールしながら、ＱＯＬを維持しつつ、最期の日々をいかに充実して過ごしてもらうか、という考えが、これからますます重要になってくるだろう。

日本では、ホスピスというと、キリスト教関係の施設や一部のお金持ちのためのものというイメージが強いようだが、これからはもっと身近にホスピス・ケアが存在するようにしていかなければならない、と、ぼくは思う。

緩和ケアの目標としては、次の四点があげられる。

①からだの痛みのコントロール。
②患者および家族の精神的苦痛を理解し、その軽減を援助すること。
③患者と家族を取りかこむ、社会的問題の解決。
④孤独や死別にともなう、人間存在の根幹にかかわる問題に関して援助をすること。

人間の感じる痛みは、肉体的な痛みだけではない。精神的、社会的、霊的なものも含めた四つの痛みがあり、ぼくたちは、すべての痛みからの解放をめざしている。それならば、施設としてのホスピスや緩和ケア病棟でなくても、自宅を舞台にいつでも十分やっていけるのではないか、と考えた。いつでもどこでも緩和ケアはやれる。ガンマー・ナイフをもつ高度医療の病院だってやれる。ホスピス病棟がなくたってやれる。緩和ケアはホスピスの建物や施設が絶対条件ではない。

命は最期まで大切に扱われるべきでしょう——。

その通りだと思っている。

在宅ホスピス・ケアには不思議な力がある

ホスピスの施設がどんなにきれいで立派でも、自宅から遠く離れた場所で本当の満足が得られるのか、ぼくにはずっと疑問だった。

それが自分の家だったらどうだろう。家族に囲まれ、見慣れた景色を眺めながら、お孫さんや好きなペットや自分の育てた草花に囲まれて過ごせるかもしれないし、幼なじみや友人も病院よりは訪ねてきやすいだろう。本当は、住み慣れた家の方が、最期の残された時を過ごす場所にふさわしいのではないだろうか。

実際、在宅ホスピス・ケアには不思議な力があるようで、病院から自宅に帰ったと同時に痛みが減ったり、食欲や元気が出てきたり、笑顔が戻ったりすることが多い。慣れない病院のなかで管理されているより、住み慣れた自分の家のなかで過ごすこと自体に癒す力が隠されており、それが免疫機能を活性化させているのではないかと思う。

諏訪中央病院では、早くから在宅ケアの可能性に注目し、地域や患者家族との連携による終末医療の体制を整えてきた。最期までその人らしく生きる援助をしてきた。

在宅ケアだからといって、ケアの質が落ちるようなことがあってはならない。たとえば、自宅で亡くなった七十一歳の前立腺がんの患者さんに対して、当院の医師や看護師たちは百十四日間の在宅ターミナル・ケアを行い、その間、百八十二回の訪問をしている。そのうち、時間外出勤は五十四回を数えた。

在宅ホスピス・ケアで忘れてはならないのは、患者の家族の精神的、身体的な安定に配慮することだ。患者にだけ注意がいきすぎると、家族への心くばりを怠りがちになる。諏訪中央病院が在宅ケアをしている患者さんの多くは、自宅で死を迎えている。死が間近になると、一日何回も訪問看護や往診をし、希望に添って最期まで看取ることにしている。患者が亡くなった後でも仕事は終わらない。しばらくして、ぼくたちは、おくやみ訪問をすることにしている。そして、お線香をあげながら、家族のがんばりをたたえたり、元気づけたりする。その時、逆に、家族の方々からいろいろと教えられることも多い。家族に対するグリーフ・ワーク（悲嘆の支え）は在宅ケアの重要な仕事である。

在宅ホスピス・ケアを行うための8箇条

在宅ホスピス・ケアを理想的なものにするためには、次の八つの条件が必要とされるように思う。一九九六年に当時の厚生省健康政策局から出された在宅ホスピス・ケア・ガイドラインを参考にして、ぼく流の八つの条件を考えてみた。

もっとも、すべてを十分に満たすことは難しいのだが、一番大切なのは、患者さんや家族の方たちが、心の底から自宅での療養を望んでいるのかどうか、ということ。

ともあれ、医療者側の判断基準になると思われる八つの条件を、以下に列挙する。

①患者の諸症状が、在宅療養が可能な程度に十分コントロールされていると判断できるか。
②患者の家族が、在宅療養をサポートしていける身体的・心理的健康状態にあるか。
③訪問診察や訪問看護の必要性を、家族は理解しているか。また、そのいくつかの限界についても十分認識しているか。
④清潔で安全な療養場所が家のなかにあるか。
⑤患者の状態に変化があった時、医師が、往診や電話による対応で在宅療養をサポートできるか。
⑥在宅ケアのために、チームを組む準備ができるか。

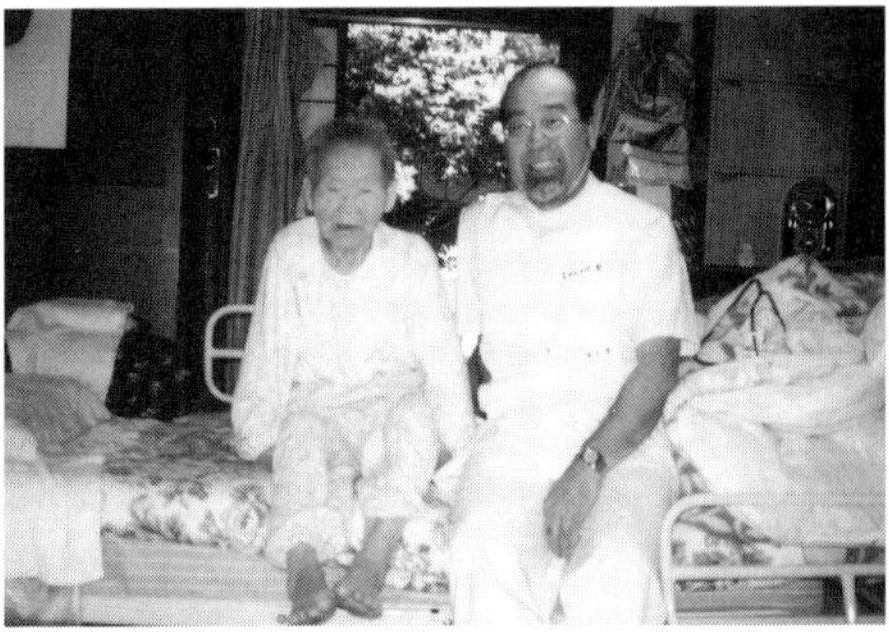
在宅医療のほのぼのとした光景。『がんばらない』の主人公の一人、山根のばあと。「先生にビールやっておくれ」が遺言となった

また、その円滑な運営ができるか。
⑦二十四時間を通じて連絡可能な体制にあるか。
⑧患者とその家族が、在宅療養に限界を感じて入院を希望した時や、他の専門医を必要とした時に、適切な病院紹介やベッドの手配などができるか。

最近、永六輔さんに、よく手を貸してもらっている。

学会で講演をお願いしたり、ボランティアで看護学校の授業をしていただいたり、大変大きな力添えをいただいている。弟分のように、かわいがっていただいている。

永さんの書かれた『妻の大往生』（中央公論新社）を読むと、この八項目を見事に満たしているのがわかる。永さんが悲しみとつらさをこらえて書いた本のなかに、こんなセンテンスがあった。

「私は自分の好きなソファで、自分の見ていた風景――風景というのは窓の風景も含めてですが――の中にいたいから」と言われて、家族はとてもそれをスムーズに「そうだね」と受け入れた感じでしたね。

ここが大切なのだ。本人がどこにいたいと思っているのか。本人が一番心やすまる所はどこなのか。ぼくは何も、どんな場合でも在宅ケアが一番といっているのではない。療養する場は多様であっていい。けれども、苦難のなかにいる本人がどこで療養したいと思っているかを尊重するところからスタートした在宅ホスピス・ケアは、結果的に、すばらしい看取りになるように思う。

永さんの家族と、訪問看護者と、往診してくれた医師のおだやかなハーモニーの数々はすばらしいのひと言である。

死は病ではない

医者のいう通りにしていれば、病気は治る。人々はそんなふうに思わされてきた。医者は全知全能ではない。それなのに……。

長い間、死は医師にとって敗北を意味していた。エンド・ステージの患者さんの呼吸が止まりかかると、家族を病室から追いだして、必死に人工呼吸を行い、気管内にチューブを挿入し、人工呼吸器につなぎ、昇圧剤の入った点滴を入れ、死にゆく患者を全力で治療してきた。

医師たちは、治療に夢中になりすぎて、患者の命を自分のもち物のように錯覚してしまった。

スパゲッティ症候群という悲しい言葉が生まれ、死にゆく患者がたくさんの管につながれ、家族に別れの言葉を告げるチャンスも与えられないまま、無念の死をとげていった。

本来、死とは、もっと日常の暮らしのなかに溶けこんでいるものではないだろうか。自分らしく生きることの延長線上に、自分らしい死がある。医療に携わる者は、患者さんの命が終わりかけた時、彼らにどんなふうに接するのか。自分のもち物ではない患者さんの命が消えかけた時、どんなふうに寄り添っていけるのか、その姿にこそ医療者の品格が問われているように思う。

ぼくたち医師こそが、死を病にしてきたのだ。

ぼくは、在宅ケアで看取った死も、病院のなかでの死も、できるだけ病にはしてこなかった。病院という空間にこだわらず、死を暮らしのなかで普通に見届けるような医療をもとめてきた。

生命の誕生だって、老化だって、死だって、病ではないはずだ。それぞれの段階が、人間にはごく当たり前の潮時なんだ。だから、ちょっと支えてあげればいい。それだけの話なのではないだろうか。

死は決して病ではない。そのことを思いださなくてはならない。

市民一人一人が「生と死」を考えることが必要

思えば、ぼくたちの地域の住民は、瀬戸際で、死を病にしなかった、と思う。多くの市民が、「健康づくり運動」をはじめとする地道な活動を通して、生と死について学び、考えてきた。

二〇〇二年の暮れに、市民の自主活動組織「命の輝きを考える会」の出前《でまえ》講座に呼ばれて講演をしてきたが、会場に行って驚いた。百五十人が収容可能な寺の空間が、聴衆で埋めつくされているのだ。

もともとは、茅野版の尊厳死協会をつくれないかという、ヘルス・ボランティアである保健補導員のＯＢの呼びかけに反応して集まったグループだ。医師会のドクターや弁護士、それに宗教家などの応援を得ながら、コツコツ勉強してきた。初めは、十五人ほどの小規模なサークルだった。以来、細々と地道に学習会を開いてきた結果、およそ四年というわずかな時間で、グループは驚くほどに成長していた。

このグループは、出前講座だけでなく、遺族の悲嘆《グリーフ》ケアとして、毎月の第二月曜日に、茅野市総合福祉センターで、「語り合いの会」を開いている。

また、患者家族のサポートライン・ボランティアが、「ターミナル・ケア一一〇番」として、電話相談を始めた。彼女たちは、病人をかかえている人たちに対して、一人ぼっちで苦しまないで、とあたたかく呼びかけている。

住民たちのボランティアの成果に接するたびに、ぼくたちの地域の体温は熱い、という誇らしい思いでいっぱいになる。死を病にしないための闘いは、今日もつづいている。

「生き死に」の知恵を伝えること

人の生き死にを子どもたちに見せなくなって、どれくらいになるだろう。

今から五十年ほど前までは、出産も、死にゆく人の看取りも、自分たちの家のなかで行われるのが普通だった。

ところが、今は、生も死も病院で、というのが当たり前だ。あまりに刺激的な光景だからと、子どもたちはその場から追いだされてしまう。

子どもが、時々、「キレる」などといわれている。

そんな風評を耳にするたびに、ぼくは、むしろ人間が生まれて死んでいく光景を、子どもたちに自然な形で見せるべきではないかと強く思う。

生あるものは、必ず死を迎える。人間は、そこから逃れられないのだ、という命の仕組みを、ぜひとも子どもたちに教えたい。限りあることの悲しみと、限りあることのすばらしさを、身近な人間の死を通してわからせてあげたい。子どもが生まれる時の空気を震わすような感動を、大切な人が死んでいく時の心の叫びを、「死ぬな」「生きろ」「よくがんばったね」「楽になっていいよ」といいながら揺れている大人たちの心を、子どもたちに見てもらいたい。

そうすれば、生きているってことがどんなにすばらしいか、きっと、子どもたちも気がつくだろう。

命を支える三つのつながり

人の命は、薬や手術や技術だけで支えられるわけではない。

人と人とのつながり、人と自然とのつながり、心と身体とのつながり。

本来、この三つの連関のなかで、「命」は守られている。このことは、『がんばらない』(集英社)のなかでも、繰り返し述べた。

しかし、二十世紀の科学や医学の驚異的な進歩は、効率を重視し、各々の臓器を個別に治していく手法をスタンダードとしてきた。この三つのつながりは、今、風前の灯なのである。

中央から離れた、小さな田舎の地域の医療を行おうとしているぼくたちは、命を守る三つのつながりを絶えず念頭におきながら、同じ土地に生きる人々の命を、しっかりと支えていこうとしてきた。

病気を克服できた時は、患者と医療者と家族の三者がともに喜びあい、全力で治療にあたっても助からなかった時は、いっしょに悲しもうと思っている。

ぼくは、今日も、こんな医療があったらいいな、と思いながら走りつづけている。

完成は遠い。完成なんて、永久に実現しないだろう。今後も、問題の連続である。それでも、昨日よりは今日、今日よりは明日、と、少しでもあたたかな医療を実現するために努力していきたいと思う。

第5章

地域で命を支えるために

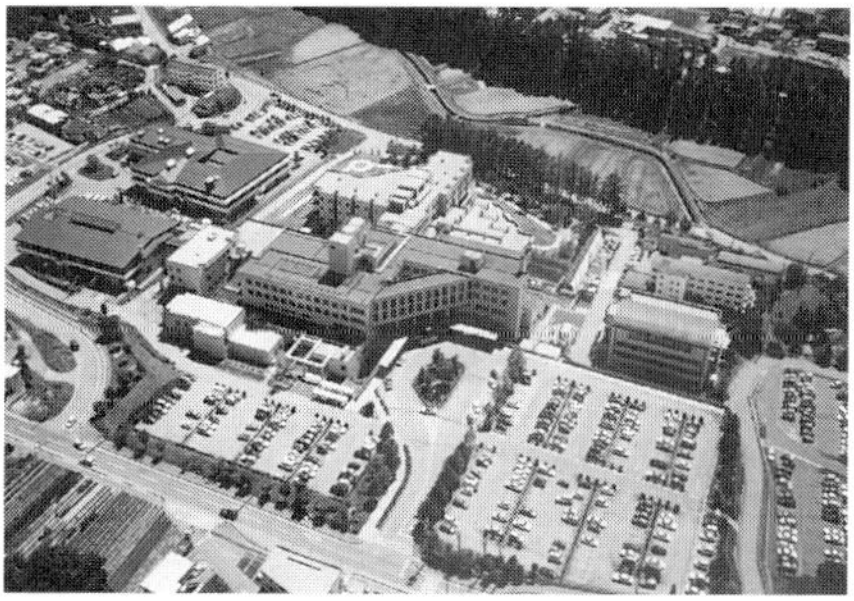

約2万坪の土地に、病院を中心に、ドック健診センター、
老人保健施設、介護老人福祉施設、看護学校などが建ち並ぶ

上手な介護は、上手な介護サービスの利用から――家族介護の悲鳴

長生きは昔から人類の夢だった。

日本は世界で一番の長寿国になったが、果たして、お年寄りをかかえる家族が安心して世話できる体制が整っているのだろうか。ぼくは、老人が、生きていてよかった、と思えるような医療と福祉のバックアップが、もっともっと必要だと考えている。

現在、日本の医療にとって大切なキーワードは、高齢化だと思う。同時に、少子化も進んでいる。高齢化にともなう介護問題は、老後生活における最大の不安要因だ。

二〇〇六年には、日本の人口はピークを迎える。高度成長を支えてきた要因の一つに、人口増加による国づくりがあった。これからは、国も地方自治体も企業も、軽量化やダウンサイジングを迫られるだろう。

高齢化率も現在の十七・四パーセントが二十五年後には約三十パーセントになり、GNP（国民総生産）を六・七パーセント押し下げると予想している。それは、現行の年金制度や医療制度の存続にかかわる深刻な問題だ。近未来を考えると、気が遠くなるほどの難題が山積み

だが、今だって、じつは、すでにうんざりするほど大変な状況なのだ。

六十五歳以上で亡くなった方の平均寝たきり期間は、およそ八・五箇月といわれている（一九九五年）。また、半数以上が、三年以上にわたって寝たきりの状態が継続している（一九九八年）。しかも、問題は、介護者の二人に一人が六十歳以上であることだ。つまり、老人が老人を介護しているケースが非常に多い。介護者が一人しかいないケースも多い。また、介護者の七十六パーセントが女性であることから、女性ばかりに一方的に介護の負担を押しつけている実態がわかる。

出生率が下がり、核家族化が進んで親子の同居率は下がり、女性の社会進出も進んでいる。いつまでも女性を中心にした家族介護に期待はできない。

介護問題は二十一世紀最大の社会問題だ。

日本労働組合連合会が調べたところ、介護を受ける老人に対し、三十四パーセントの介護経験者が一度は憎しみを感じたことがあるといい、また、虐待したことがあると答えた人が四十九パーセントにものぼった。

二〇〇二年十一月三日、南信州のある町で、八十五歳の老女が首を絞められて亡くなっているのが発見された。彼女を介護していた五十九歳の息子さんは、納屋で首をつって死んでいた。

どうやら無理心中の公算が強いらしい。

亡くなったお母さんは、脳卒中で、要介護のランクがⅣの重い障害があったという。息子さんは、食事の支度、洗濯、散歩など、彼女のことをまめに介護していたそうだ。仏壇には、「疲れた。五年前からこうなることは想像できた」と書かれた、遺書のようなメモが残っていた。

長野県の介護問題に深くかかわる身としては、非常にショッキングな出来事だった。

その後の報道によると、彼らは、訪問看護は毎日受けていたが、介護サービスはあまり受けていなかったらしい。それを知った時、ぼくは、医療機関と地域の福祉サービスの情報交換がもう少しあればよかったのに、と、とても残念に思った。せっかくの介護サービスを上手に活用しきれずに疲弊していたのだとしたら、何ともつらい話である。

男性の介護は、概して、頭が下がるほどに気合の入った、想像を越える高水準のものであることが多いといわれているのだが、どこかで躓《つまず》いたり行き詰まったりした場合、女性に比べて、心中などの悲惨な結末にいたるケースが多々ある。おそらく、子育てなど、人の世話をする自然のトレーニングを積んでいないことが、こうした悲劇を誘発しやすい原因と思われる。

だから、男性の介護者には、女性の場合以上に、介護の不安やグチを聞いてあげるなどの配慮がなければいけない。また、いい介護をしている時には、プロとしてきちんと評価してあげることも大切だと思う。

このように、今、日本では、性別や年齢にかかわらず、だれもが介護者になり得る可能性がある。だからこそ、介護者側の心のケアについては、これまで以上にデリケートに対応しなければならない。

困難のなかにいる人を見捨てない医療――在宅ケアが始まった理由

諏訪中央病院の訪問看護ステーション「いろは」は、年間三千六百件の訪問看護を行い、二十四時間体制の在宅ケアのシステムを導入している。ＳＯＳに応える臨時の訪問件数は、年間二百九十八件。利用者は、いつでもつながっていると感じられ、安心できるという。

諏訪中央病院に勤めはじめて程なく、東京から来たばかりの若い医師だったぼくたちは、農家の暗がりの片隅に、足腰の動かなくなった老人が、だれにもかえりみられることなく寝たきりになっていることを知った。人知れず見放された人たちの存在に触れた時は、本当に驚いたものだった。

その頃の日本の医療制度には、訪問看護というものは存在しなかった。病院の看護師が自宅で寝たきりになった老人の看護に行っても、保険点数にはならなかったから、費用は病院のもちだしにする他なかったのである。

もちろん、往診という制度はあったので、医師が地域へ診察に出ていくことはすでに始めていた。しかし、在宅ケアの中心は、医師の往診や訪問診察ではなく、訪問看護や訪問介護の方ではないか、と思った。

地域をじーっと見つめているうちに、何が必要なのかが見えてきた。

今では、立派な施設がいくつもあるし、昔から何でもそろっていたように思われることも多いが、当時の諏訪中央病院は、医療設備の貧弱な病院で、四億円もの累積赤字に苦しんでいた。そんな火だるまの状態のなかで、ぼくたちは訪問看護に乗りだした。

訪問看護を始めると、介護者となっている年老いたおばあちゃんやお嫁さんの大変さが見えてきた。病気で苦しんでいる人たちだけではなく、介護者を少しでも楽にしてあげたかった。支えてあげたいと思った。

ヘルパーや、市の保健師、ボランティアが、惜しみなく協力してくれた。毎回、いろんな職種の人たちが集まって、国の制度がなくても、自分たちの工夫で何とかしてやろうと、一生懸命、知恵を働かせた。

最初の頃は、職員が使う図書室で、古くなったふとんをマット代わりにしてお年寄りを預かった。おそらく日本ではじめての身体障害者を対象にした老人デイ・ケアが始まった。

当時あった、精神障害者のデイ・ケアをうまくアレンジして、身体障害のある老人を一日預かってあげれば、介護者の疲労を軽減できるのではないかと思った。

その後、告知を受けた働き盛りの末期がん患者が、老人の訪問看護システムを利用して、家で在宅ホスピス・ケアを受けることを望むようになった。自然発生的だった。こうして、諏訪中央病院の在宅ケアやデイ・ケア、在宅ホスピス・ケアの試みが、本格的に始まったのである。

ぼくたちの試みは、議会でもずいぶん問題になった。いくら訪問看護やデイ・ケアを実施しても、国の制度外の活動だから、一銭にもならない。膨大な赤字をかかえているにもかかわらず、お金にならないことをやりすぎる、などと、いわれたりもした。医者は病院に来た人だけを治していればよいのだ、という声もあがったし、病院内部からも、経営再建を重視すべし、という議論も出た。

このように、困っている人や苦しんでいる人たちに少しでも生きていることの喜びを味わえるようにしてあげたいという、純粋な思いを実現するにしても、一人の力では決して何もできない。みんなが知恵を出しあって、汗を流して一つ一つの問題に取り組んでいくことの必要性を、何よりも、ぼく自身が学んでいった。地域で命を支えるということは、そういったことなんだと理解していった。

ぼくたちの活動は、最終的には、首長と議会の理解を得ることができた。

在宅ケアを支えるチーム医療

ぼくたちは、在宅ケアには、訪問看護だけではなく、医師による訪問診察や往診が必要不可欠だと考え、開始期より実践してきた。また、二十四時間体制であることも大切だと思い、一九九二年から始めた。二十四時間体制の在宅ケアの需要は、すぐに広がった。

また、年を追うごとに、在宅ケアを受ける患者さんたちの病気は、がんの割合が多くなりだした。

その頃、在宅ケアの看護師たちから、痛みが激しい時や、家族が疲れた時のために、緩和ケア病棟があったらいいね、という声があがってきた。

その結果、当時日本で一番小さなホスピスを、田舎の病院で開設した。

現在では、在宅リハビリテーションに関しては、理学療法士、作業療法士、言語療法士などが、リハビリテーションの出前として、年間千四百二十三件もの在宅ケアに対応している。また、リハビリを充実させて、一人でも多くの方を社会復帰させることを願って、回復リハビリ病棟、療養型病棟、老人保健施設なども開設している。

リハビリで効果をあげるために、専門の療法士を全部で三十名ほど置いている。また、社会的支援の相談に関しては、メディカル・ソーシャル・ワーカーを派遣し、必要があれば、薬剤

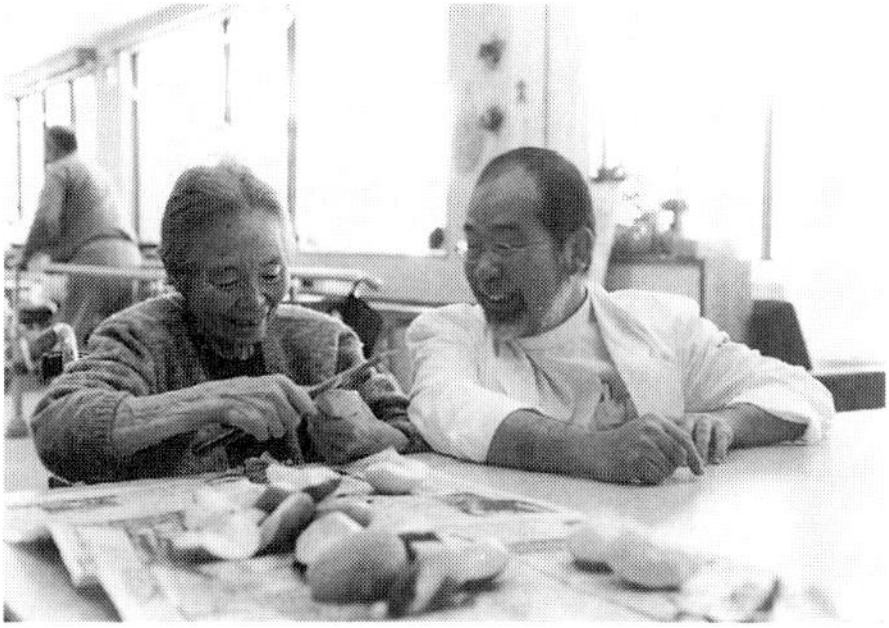

老人保健施設「やすらぎの丘」の施設長として、お年寄りの声を聞いて歩く。楽しい時間だ

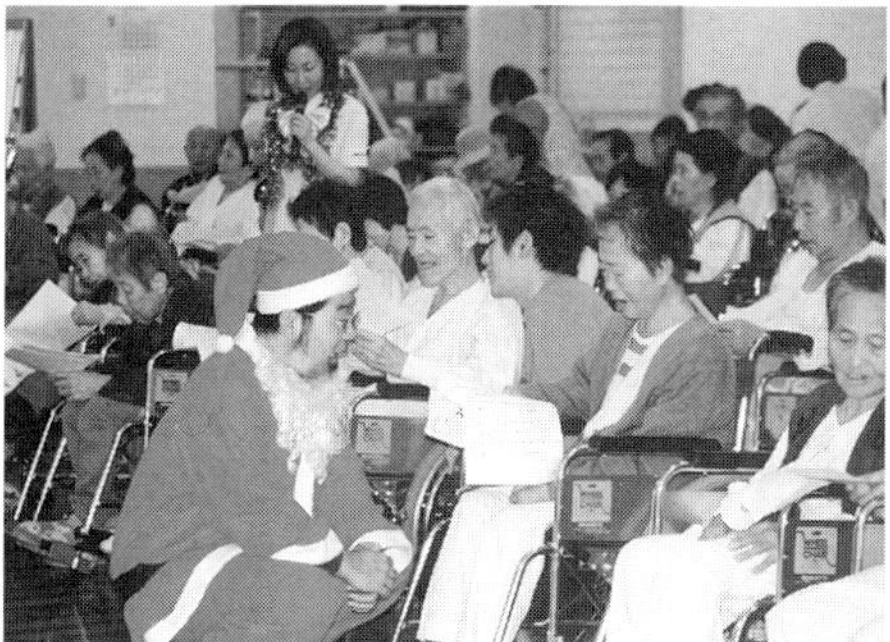

療養型病棟のクリスマス会。サンタ役を演じる

師、栄養士なども、極力、地域の要請に応じている。

医師の訪問診療に関しても、内科医だけでなく、その患者の手術をした外科医が、最期まで訪問診察をした例もあり、床ずれなどのトラブルがあると、皮膚科のドクターがすぐに飛んでいってくれる。婦人科の治療が必要な時には、婦人科専門のドクターが在宅ケアに出向くこともあった。

現在、諏訪中央病院とリバーサイドクリニックの訪問看護ステーションでは、百二十名の在宅患者さんをサポートしている。

痴呆老人の支え方を見れば、その国が、人間をどのくらい大切にしているかが見えてくる

地域医療の最前線では、痴呆老人が、脳卒中、感染症、骨折、糖尿病などの合併症をおこして病院にやってくるケースが多い。

ぼくたち医師は、痴呆のことを、どうしても、どうせ治らないからしょうがないよ、と、思ってしまいがちだ。どうも西洋医学には、末期がんや痴呆など、治療法が明らかでないものに対しては、医療の対象ではないというふうに、思いこんでしまうようなところがある。

でも、一般病院や診療所が痴呆に対して多様な対応ができているかどうかは、非常に切実な問題だ。

もっとも大切なことは、痴呆老人やその家族を切り捨てないことだ。

そして、痴呆の進行を止めること。大腿骨頸部骨折や肺炎などの合併症を痴呆老人がおこしても、その治療を安心してできるようにすることが重要である。

合併症をおさえた後は、メディカル・ソーシャル・ワーカーを通して、痴呆患者を専門医療機関や介護サービスへ紹介する。痴呆対応型デイ・ケア、少人数の痴呆老人がスタッフと共同生活をするグループ・ホーム、痴呆疾患センターなどにつなげることも、地域医療の最前線にいる医師の大切な役割だと思う。

夜間にさわぎをおこす、徘徊、排泄異常行為、不潔行為——。

日常生活に支障をきたす異常行動に対しては、できるだけ本人の自尊心を傷つけずに、共感をもって病状の説明をし、納得させることが重要だ。また、患者を孤立させないために、なじみの人間関係づくりが大切だ。グループ・ホームなども上手に利用することを検討すべきである。

昼夜の逆転を含めた不眠症、突然の大声、興奮、不安、抑うつ、妄想、幻覚など、もろもろの随伴神経症状をともなった痴呆老人に関しては、治療も介護も複雑で難しい。

こうした症状をもった患者さんを支えることは、それが病院でも、施設でも、在宅でも、いずれも大きな困難をともなう。とりわけ、一般病院には重症の痴呆老人を支える力は乏しい。素人が自宅で世話してきたんだから、他の病気になった時、病院で短期間ケアできないはずがないと思うだろうが、病院という環境が一番パニックをおこしやすい。日本の病院はだれにとってても居ごこちがよくないのだろう。痴呆老人は正直な反応をしているだけなのかもしれない。

夜間の問題行動に関しては、ナイト・ケアや二十四時間体制のホーム・ヘルプ活動や、訪問看護が必要である。

また、さまざまな身体合併症に見舞われた痴呆老人を支えていくためには、精神科を中心に、内科、整形外科、泌尿器科、眼科など、総合的なバックアップが必要である。

糖尿病を合併している痴呆患者に、どこまで食事制限をするのかも判断に迷う。ぼくの場合、介護をしている家族の方に、こんなふうにアドバイスすることが多い。

「もういいんじゃないですか。好きなもの、食べさせてあげましょうよ。患者さんの笑顔を大切にしてあげましょう――」

痴呆老人にインシュリン療法をするかどうかに関しても、苦渋の選択を迫られる時がある。

重症の糖尿病で、糖尿病性昏睡におちいるような事例では、インシュリン治療もやむを得ないが、新しくインシュリンを導入するか迷っている局面では、できるだけインシュリン注射はしないようにしている。

食べられなくなった時に、高カロリー輸液や経管栄養などの管を入れるべきかどうかなど、痴呆性老人に対してはどこまで医療をもちこむのが適当なのか、いつも判断が難しい。

そんな時は、ついつい、「食べられなくなったら無理しないで終わりにしておくれ」なんてことを、本人が元気な時に書いておいてくれると、判断するのに助かるのに、と、ぼくは思っている。リビング・ウイルが尊重されるべきだ。

痴呆患者に対する、透析、在宅酸素療法、ペースメーカー導入などには、社会的、経済的、さらに、倫理的な観点からも検討しないといけないが、すでにそうした処置を施している患者に後から痴呆が発現した時、それらをどのように維持していくのかという困難な問題もある。たとえば、透析で生命が支えられている患者が、痴呆を併発した時などは判断に困ってしまう。

透析の意味がわからなくなってしまえば、その処置も、苦痛以外の何ものでもなくなってしまう。患者さんにとっては、打ち切りにしてあげた方が嬉しいのだろうけど、透析をやめてしまえば、一週間くらいの間に、腎不全や心不全のため、命が終わってしまう。

本当にそれでいいのだろうか。あるいは、透析をやめた方がいいだろうという話になった時でも、一体、だれがその最終決断をするのだろう。

成人後見人制度が浸透するまでは、家族や医療者自身が、揺れながら、迷いながら、何度も繰り返し話し合いをしながら、時間をかけて、ケース・バイ・ケースで決めていくしかないだろうと思う。時には、法律家に間に入ってもらうことも考えた方がよいかもしれない。


さらに、痴呆老人の場合、一般に服薬は大きな問題のようだ。

医療者側は簡単に投薬するが、これを毎日飲ませている介護者は、たいがい大きな苦労をしているようである。逆に、医師の側で、薬はあまり効果がないと思っていても、家族が藁をもつかむ思いで試してほしいと望むことがある。そんな時、患者さんにとって本当に意味があるものか迷う。難しいところだ。

また、火に対する介護者側の気苦労も多く見られる。

生きる楽しみがただでさえ減ってきているタバコ好きの痴呆老人に、喫煙の楽しみぐらい与えてあげたいが、出火のことを考えると、タバコとライターを本人に渡しっぱなしにできるか判断に苦しむ。

介護者の置かれている現実も、非常にきびしい。痴呆老人をかかえる人たちからは、こんな声をよく聞くことがある。

「相談窓口がよくわからない」

「入所待ちだが、二〜三年待たなければいけないといわれた」

「患者を置いたまま、外出できない」

これらを解決するには、柔軟に即時対応が取れるシステムの確立が急務である。

しかし、小さな町ではホーム・ヘルパーの早朝介護や夜間介護などの二十四時間体制と、施設内での痴呆老人のナイト・ケアに関しては、明らかに立ち遅れている。配食サービスも十分でない。グループ・ホーム、カウンセリング、家族会なども、今後、まだまだ充実させる必要があると思う。

そもそも、どこで相談してよいのかさえわからない介護者たちのために、各種広報活動をより充実させていかなければならない。

いずれにせよ、福祉サービスの絶対量が足りないのはまぎれもない事実だ。痴呆老人を支えるバックアップ・システムには、多様なメニューと十分な量がもとめられている。かかりつけ医、病院、社会福祉協議会、行政、NPO（非営利民間団体）、ボランティアなどの新しいネットワークづくりが、今後、必要不可欠である。

マニュアルだけではケア・プランはつくれない――血の通ったプランをつくろう

今から十六年ほど前のことだ。

八十六歳のおばあちゃんが、突如、多発性脳梗塞で倒れた。入院治療を行い、一命を取りとめたものの、失禁状態のために膀胱にバルーン挿入が必要だった。車いす生活になった。

そのおばあちゃんが、こんなことをいいだした。

「おじいちゃんといっしょに、自分の家にいたい」

ところが、介護をする側のおじいちゃんもすでに七十九歳である。子どもたちも、仕事の関係で、看たいという気持ちはあっても、どうしても同居はできなかった。それでも、倒れた彼女は、家にいたいと、はっきり主張する。

当時、主治医だったぼくは、介護者が二人いない在宅ケアは、長くつづかないと信じていた。いろいろな人たちが助けてくれるとはいっても、一日の大半はおじいちゃん一人の手による老老介護である。おばあちゃんの気持ちは理解できるが、大好きな家で生活するのは、とても無理だと思った。ぼく自身は、この脳梗塞のおばあちゃんには、施設ケアの方がいい選択だと考えていた。それが、当時の常識的判断だったと思う。

ところが、おばあちゃんと直接かかわりのあるスタッフたちから、彼女の願いを受けいれてあげたい、という意見が出された。ぼくの常識的な見解は、現場のやる気に負けた。結局、ぼくたちは、おばあちゃんの、家にいたいという思いを大事にして、ケア・プランをつくることになった。

こうして在宅ケアが始まった。

まずは、毎日、専門職のだれかが訪問することにした。在宅ケアには、訪問看護師、理学療法士、作業療法士が交代で加わった。ぼくたち流のケア・プランをつくった。市の保健師や社会福祉協議会のヘルパーさんたちにも、一日一回、応援をお願いした。違う組織との連携を密にした。子どもたちにも、時々、介護に来てもらうことにした。

おばあちゃんの家には、いろいろな職種の人たちが出入りすることになった。そこで、連絡帳としてノートを一冊用意することにし、そこにそれぞれが得た情報や問題点を書きこんで、互いの情報交換をするようにした。今から思えば、十六年前によくこれだけのことをやったものである。

正直、ぼくは、スタッフたちがどうせ途中で白旗を揚げるだろうと思っていた。そして、在宅ケアの開始から、一箇月が過ぎたある日、スタッフたちがぼくに声をかけてきた。

「先生、そろそろ往診をお願いします」

おばあちゃんの家は、泉野という山際の村にあった。

門をくぐり、大きな農家風の一軒家にお邪魔すると、おばあちゃんは縁側に設置されたベッドの上にちょこんと座ったまま、作業療法士がつくったテーブルの上に小さな鏡を置いて、髪を丁寧に撫でつけている。ベッドは病院から譲り受けたものだった。

部屋の片隅に座っていたおじいちゃんが、嬉しそうな表情で、おばあちゃんのおしゃれを眺めていた。

ぼくは、このおばあちゃんが、車いす生活どころか、下手をすると寝たきりになっているのではないかと心配していたのに、病状は明らかに改善されていた。これが、在宅ケアのいいところだ。ぼくは、あらためて勉強させられた思いがした。

現在の介護保険では、必ずケア・プランがつくられる。プランをつくるためのマニュアルも普及している。だが、命を支えるケア・プランをマニュアル通りに流れ作業的につくったとしても、苦難のなかにいる患者と家族が、生きる喜びを本当に見いだせるものだろうか。

ケア・プランに関してもっとも大切なことは、患者さん自身の「してもらいたいこと、したいこと」を尊重して、支えあうケア・プランをつくることだと思う。

マニュアル通りにやっても、お年寄りが生き生きと暮らせる、血の通った介護はできないのではないだろうか。

小春日和のあたたかな日差しのなかで、和やかに微笑んでいたおばあちゃんとおじいちゃんの様子は、今でも忘れられない。

人間のさびしさを解決しない介護保険

二〇〇〇年四月から介護保険制度がスタートした。

この制度が、日本の平均的な中間所得者層であるサラリーマンの老後を意識したものであることは、意外と知られていない。

介護保険制度の施行によって、都市部で生活し、親のために介護保険を必要としているサラリーマン層は、以前よりサービスが受けやすくなった。また、サービス自体の選択肢も増加した。彼らのなかには、一歩前進、と感じている人が数多くいるはずだ。

ところが、山間部の小さな町村で生活している年金者にとっては、受けられるサービスの種類が、都市部より制限されてしまう場合がある。また、サービス量の全体的な少なさに加えて、自己負担の増大で、サービスを受けること自体に自己抑制が加わりはじめている。

都市部と農村地帯では、お金に対する意識一つをとっても違う。普段から、お金をもらったり、使ったりすることに慣れているサラリーマン経験者にとっては、たとえば訪問入浴サービスを受ける際に三人のプロがサポートしてくれるなら、自己負担千二百五十円（実際のサービスの価格はこの十倍）は、自然に受けいれられる範囲の金額だろう。ところが、農業を生業に生きてきた農村のお年寄りたちには、気軽にお金を使う習慣がない。お風呂に入るだけで何で千二百五十円もかかるのか、彼らにとっては理解に苦しむところだ。その結果、初めから、入浴サービスはいらないという選択をしてしまう方が数多くいる。

入浴は、寝たきりの予防にとって、大切な戦略なのだが、介護保険は自己決定を何よりも大切にするので、本人から、入浴サービスはいらない、といわれたら、ケア・プランを作成するケア・マネージャーは困ってしまう。

社会的介護をもっと上手に利用してもらいたいと思うのだが、なかなかうまくいかないようだ。

もともと、介護保険導入の目的の一つには、お嫁さんや年老いたおばあちゃんによる女性中心の介護を、社会的介護に方向転換する、ということがあった。だが、現状では、その目的が達成されるまでには、まだまだ時間がかかりそうである。

訪問介護が増加するためには、介護は女性の仕事という意識を改革することがもっと必要ではないだろうか。都会でもそうした意識は根強いものがあるだろうが、家族介護に頼ってきた農村地帯では、特に、解決が急がれる課題ではないかと思う。

介護保険制度は、二十一世紀の超高齢化社会への対応策として施行された。だが、この制度で受けられるのは、あくまでも、身体に関する介護サービスであって、大切なことが本質的に欠落している。

現行の介護保険制度では、医療の発達によって長生きができるようになってしまった患者たちのさびしさは解決されない。この法律をつくった人たちは、ルールの平等性や透明性を高めるために、あえて、そうした側面には目を向けなかったのだろう。けれども、二十一世紀の人類にとって、もっとも大きな問題は、高度情報社会、あるいは長寿社会のなかで生きる人間のさびしさを、いかに解決するかという点にあるのではないだろうか。

オムツの取りかえや入浴にプロの力を借りることは、はずかしいことでも何でもないし、まして や、手抜きと非難される筋合いのものでもない。家族や身近な人間にしかできないことは何かといえば、介護される側のさびしい心をしっかりと支えることなのだ。

介護保険は、住民自治が試されている

ある老人世帯の話を紹介しよう。

その家では、八十歳の虚弱の妻が、八十歳の夫を介護しながら、二人きりで暮らしていた。ある年、茅野市は例年にない大雪で、老夫婦は雪のなかでのゴミ出しに困ってしまった。そこで、茅野市西部エリアの「ふれあいネットワーカー」が、ご近所の方にボランティアをお願いして、冬期三箇月間の支援活動を組織した。その翌年の冬には、ボランティアをしてくれた隣のおばあちゃんも歳を取って大変ということで、その人のお孫さんがゴミ出しを引き継いでくれた。


また、ある時、重度の障害のある方が、この「ふれあいネットワーカー」のメンバーの前で、買い物に行きたい、とつぶやいた。すると、そのネットワーカーは、障害のある方の自宅の近所に住んでいる、ボランティアをしてもいいといっていた人のことを思いだし、程なく、希望をかなえることができた。

ボランティアの方が、障害のあるお年寄りと打合せをしているうちに、今日は天気がいいか

ら買い物がてらドライブに行こう、ということになった。介護する側と介護される側の気持ちと目線が、ぴったりと重なったのだ。

このような、人間と人間のつながりが感じられるような心温まるエピソードが、地域のなかから着実に生みだされてきている。

床屋さんや美容院が地域の情報の中継点となって、そこからボランティアの芽が次々と出はじめるケースも増えてきた。これがさらに発展して、江戸時代の床屋談義のような、人と人との直接のつながりを大切にするようなネットワークができるとおもしろいな、と思う。

この他にも、保健福祉サービスセンターのなかにある地域交流スペースを利用して、二級ヘルパー講習修了者の有志によるボランティア「パンプキン」が、障害者のための喫茶店を開設した。

また、パソコンにくわしくて、今までボランティアをしたことのない方が、つい最近、脳卒中による障害をもつ茅野市中部エリアの要介護Iの男性の希望を聞いて、ホームページ立ち上げの協力もした（http://www.lcv.ne.jp/~yoshiroh/）。

彼のホームページにはこんなことが書かれていた。

脳出血の後遺症、つらいよ、つらいよでは何にもかわらない。生きてるって、素晴らしい。〝がんばらない〟で、リハビリを。……あるがままに、生きよう。今がある、今日がある、明日もあるでぇ！

じつに、おもしろい。ぼくの言葉が、いろいろパクられているけど、病気の人が読んだら、元気の出てくるホームページだと思う。

入院の経験やリハビリの経験が、患者の立場から本音で語られているのがいい。

障害のある人が、元気にニコニコ街のなかを動き回っていると嬉しくなる。彼は今年から、障害者と老人のパソコン教室を立ちあげた。周りを説得して歩いた。市内の大学の先生や市の人が協力者として集まった。「ずく出して」というクラブ名も彼の発案で、彼から頼まれて、ぼくが筆で書くことになった。パソコン・クラブのサイトにアクセスしてみてほしい（http://bozkes.hp.infoseek.co.jp/）。参加希望者が予想に反して多すぎて、嬉しい悲鳴があがっている。障害者自身が、サービスを受けるだけでなく、サービスの提供者として活動を始めるのだ。これも、おもしろい。

さらに、介護者のなかに男性の顔が見えだした。茅野市北部エリアでは、男性介護者数人が集まって、介護体験の発表会が行われた。さらに、男性でもつくれる介護食の講習会や、介護用品の説明会なども催されている。介護保険では解決できない、暮らしや心のサポート活動が、茅野市流の草の根運動によって、盛りあがりを見せている。

介護保険は、住民自治が試されている制度なのだと思う。

今まで、日本人は淡白で、自分たちが出した税金がどんな使われ方をされても、たいした関心もはらわずにやってきた。今度の介護保険を契機に、保険料、認定に関すること、サービス利用料、苦情申し立て、さらに、自分が選べるケア・プランづくりなどに対して、もっと目を向けるようになってほしい。

このように、一人一人が知識と理解を深めて、賢いサービス利用者になることで、いつか地方分権や住民自治の花を咲かすことができるのではないか、と、ぼくは考えている。

その場合、農村には農村の、お年寄りにはお年寄りに合ったスタイルがあっていい。グローバル・スタンダードなんてしゃらくさい。みんながアメリカ的になる必要なんてないのだ。自分たちの地域なのだから、もっともっと、自分たちらしさにこだわってもいいのではないだろうか。

二〇〇三年に東洋経済新報社が発表した「全都市住みよさランキング」では、茅野市は全国七百都市中、四十八位にランキングされている。また、日本統計センターと「週刊ダイヤモンド」による「ニッポン全698都市ランキング2002」では、全国六百九十八都市中、茅野市は十二位だった。

その根拠は、前者が安心、利便、快適、富裕、住環境、後者が経済力、成長度、快適性などの総合評価だということだが、こうしたランキングに関係なく、住民自身が「茅野市はどこにも負けないいい街だ」と、子どもたちに胸を張っていえる日がいつか来ればいいな、と思っている。矢崎和広市長のもと、住民自治が実践される可能性をひめたすばらしい町だと思う。

苦難の命を地域で支える

家族がいない一人暮らしの寝たきり老人の場合、介護保険だけではその生活を支えきれないことが、制度を実施してみてよくわかった。

生まれたばかりの介護保険は、とても貧弱だ。

介護度の重い老人は、ソロバンをはじいてみて、施設に入る希望を出すことが多い。家で生きられることを目標としていた介護保険は、導入の結果、重度の障害のある方たちの多くが、在宅ではなく施設を選択するケースが増えていることを悲しく思う。

介護保険は、家で生きることを優先するサポート・システムのはずだった。しかし、実際にその制度を利用してみると、重度の寝たきり老人は、家にいたいと願っても、家族の応援なしでは自宅で生きていけない。

多くは望まないにしても、せめて、家で生きたい人が家で生きられるようになるまで、みんなで介護保険を育てていかなければならない。

障害があっても、地域で生きたい、自分の家で生きたい、自分の家の畳の上で死にたい、と思う人には、その希望をかなえてあげられるようなシステムを、いつの日かつくりたいと思う。

糖尿病の病気をもった一人暮らしのおばあちゃんがいた。

彼女は要介護Ⅳで、インシュリン注射の必要な状態にもかかわらず、家で生きることを望んだ。

ぼくたちは、その老人を支えようと、みんなで悪戦苦闘した。介護保険ではまかないきれないので、茅野市独自の福祉サービスを最大限に利用し、さらに、諏訪中央病院が医療援助の一部をボランティアで行うことにした。

皮肉ないい方になるが、現行の制度では問題を完全に解決することができないからこそ、それぞれの地域の住民自治が試されているのだと思う。住民たちが目を覚まして、自分たちの町を老後も安心して過ごせる地域とするために、声を出しあい、ボランティアとして汗を流す必要があるのだ。

最近では、一人暮らしのお年寄りを支えるネットワークが自然とできあがりつつある。

ぼくらの地域には、一人暮らしのおばあちゃんが多い。

信州は元来教育熱心な土地柄である。親たちが懸命に働いて、その子どもたちを東京の大学に通わせる。そして、息子や娘はそのまま東京で活躍することになり、田舎には帰ってこない。平均寿命からいっても、女性は男性より七年近く長生きする。その結果、一人暮らしのおばあちゃんが多くなるのだろう。

茅野市に「かっぱの湯」という温泉がある。そこへ通じる湯道《ゆみち》街道では、毎日、一人暮らしのおばあちゃん同士が集まって、互いの安否を確認しがてら温泉へ行こうと誘いあっている。

また、雪のなかを簡単に歩けないような一人暮らしのお年寄りの家に、郵便局の人が頻繁に立ち寄り、郵便物を投函するお手伝いをしてくれている。

蓼科のおいしいと評判のレストランも、冬場のお客さんが少なくなる時期を利用して、ボランティアをかって出てくれた。通年で住みはじめた老齢の別荘族を雪のなかで孤立させないように、送り迎えつきの託老所のようなことを始めた。昼のランチ代だけをもらって、老齢の別荘族にレストランで一日中過ごしてもらっている。

さらに、おすし屋さんが、ボランティアを始めた。

一人暮らしの痴呆老人は、さびしくなると、国道に出て、車を止めてしまう。一人暮らしは無理と思って、特別養護老人ホームにも試験入所したが、適応できず、かえって興奮してしまう。そこで、ホーム・ヘルパーの介護を中心に、何とか地域で支えてみようということになった。

なかでも、ボランティアなんかしたことのない近くのおすし屋さんが、意外にやさしかった。彼流の応援が始まった。材料費だけをもらって、痴呆老人のためにいろいろな料理をつくってくれるのだ。

ラーメン、うどん、お茶漬けなど、痴呆老人が突きつけてくる無理難題に応えながら、そのおすし屋さんは、せっせと料理を運んでくれる。おすし屋さんがつくるラーメンなんて、日本に一つしかないだろう。まさに、幻のラーメンである。

もちろん、ぼくなんかが、そのおすし屋さんのカウンターに座って、「ラーメンください」

なんていったら、張り倒されてしまうだろうけど。

こんなふうに、一人暮らしの痴呆老人が、地域の小さな助けあいのなかで支えられるようになった。

放りださない介護

「がんばって」を口癖のように使ってきた日本人にとって、「がんばらない」は、ちょっと新鮮な響きがあるのかもしれない。

ぼくは、患者さんだけでなく、介護に苦労しているお嫁さんなどにも「がんばって」という言葉はなるべく使わないように気をつけている。それよりも、「がんばってるね」とか、「よくやってるね」などといってあげると、つらい思いを心の底にかかえこみながら苦労していることを、自分以外の人に認めてもらえたと思って、ほっとするものだ。

無理しなくていいよ、あなたらしくやればいいんだよ――。

こんなふうに、周囲の人間が、介護者の息がつまらないようにしてあげることが、何よりも大切なことだと思う。

こんな発想をもとに、ぼくらは、「がんばらない介護生活を考える会」をつくって、具体的な活動を始めた。

二〇〇二年七月、紙オムツや洗剤などのメーカーである「P&G」に「がんばらない介護生活を考える会」が協力して、在宅介護に関する意識と実態調査を行った。

在宅介護に携わる人たちが、一様に、大変な苦労や心配をかかえていることがわかった。みんな、必死になって介護をしているのだ。

＊

二〇〇二年十一月の老年介護学会での、この「在宅介護に関する意識と実態調査」の発表によると、自分ががんばらなくてはならないと強く思っている人が、全体の七十四パーセントだった。このことからも、一人で苦労を背負いこんでしまっている人が多いことがわかる。

それから、介護をするようになってから身体の健康の悪化を感じるようになった人は、全体の五十八パーセントにのぼった。

また、心の健康状態が悪化したと感じている人も、全体の七十三パーセントを数えた。そのうち、自分自身の状態が「我慢の限界に近い」、あるいは「限界を越えている」と答えた人は、じつに四十パーセント前後にまで達している。

このように、介護者の大半が、疲労感や不安感、犠牲感などといったような形で、心身に大きな負担をかかえていることがうかがえる。

さらに、調査結果を詳細に眺めてみると、介護ストレスの度合いや、心の健康状態を推し量るための、いくつかの要素があることがわかった。

たとえば、介護に関する重い負担があったとしても、家族の理解や協力が十分に得られている場合、心の健康状態が悪化したと答えた人の割合は、そうでない場合と比較してだいぶ少なくなっており、介護者の心の健康が保たれているケースが多いことがわかる。

家族、あるいは、被介護者自身からの感謝の言葉や意志表示が、介護者側のストレスを減らすのに大きな役割を果たしている。

逆に、介護負担の分担が適切になされるなど、介護者側に心身に余裕のある場合の方が、かえって、介護される側から感謝の言葉を頻繁にもらっているケースが多い。介護者が精神的にゆとりをもつことで、被介護者と介護者との間には、良好な関係が保たれやすいのだ。

介護は、一人きりでかかえこんでしまってはいけないのだ。がんばりすぎないことが大切なのだ。だから、介護する側、される側、どちらにとってもやさしさとゆとりと支えあいをベースにした関係ができるといい。

あなたは一人で介護をかかえこんで、大変な思いをしていないだろうか。全部背負いこんでいたら、あなたまで倒れてしまいかねない。こういう時は、ショート・ステイ、デイ・ケア、ヘルパー、食事サービス、入浴サービス、訪問看護など、さまざまなサービスを、早め早めに利用するといい。

高齢者のなかには、他人が家のなかへ入ることを嫌って、サービスを利用することを嫌がる人もいるけど、必ず慣れるので三箇月はつづけてみるべきだ。

相談場所がわからない時は、市町村の窓口に行って、相談にのってもらい、まず一つ、サービスを利用してみるといい。そこから芋づる式にサポートのネットワークを見つけることができる。

とにかく、自分たちにぴったりしたサービスが見つかるまで、いろいろと試すことが肝心だ。

「がんばらない」けど「あきらめない」介護のすすめ

医療の現場では、闇雲《やみくも》に治ろうとがんばることだけが患者さんの人生の目的になってしまい、一番肝心な「生きがい」がどこかに置き去りにされてしまう例が多々ある。

たとえば、脳梗塞の患者さんの右手足がマヒしてしまった場合、動かなくなってしまった右手足ばかりに意識が集中する。ついつい動かない手足をリハビリで動けるようにする、ということばかりを考えてしまう。それが患者さんの最大の目的になる。

こうして、がんばる医療にはまってしまう。

でも、右手足が動かないから、とりあえず右手足に集中して訓練はするけど、左は動くのだから、それを利用してその人らしく生きるにはどうしたらいいか考えておくことも大事なのだ。がむしゃらにがんばるばかりでない医療をしておくことも大切なのだ。

特にまじめな患者さんやその家族ほど、必ず、がんばる医療に夢中になる。

だからこそ、専門家は、マヒした手足に注意を向けるだけでなく、その人がその人らしく生きる方法を、広い視野で考えておかなければならない。せっかく動く側の手足もあるのだから、それを利用した社会復帰の道筋も十分に考慮すべきなのだ。

社会復帰の希望があれば、リハビリの効果もまた違ってくるし、また、たとえ思い通りの結果が出なくても、それほど落胆せずにすむかもしれない。これは、医療者の戦術としても必要なことだと思う。

同じようなことは、介護の現場にもいえる。

ぼくは、お姑さんを見ることだけに数年を費やした女性のことを思いだす。介護そのものが人生の目標になってしまった彼女は、お姑さんの死後、心にポッカリ穴があいてしまった。彼女のがんばりには心から敬服するけど、本来、これではいけないのだと思う。

継続して介護していくためには、このケースのように、それこそ人生をかける思いで介護にのめりこんでしまっては大変な重荷になるし、逆に、される側も気が重くつらくなることがあるだろう。

がんばる介護は、すばらしいことかもしれないけれども、がんばりすぎた結果、すべてがうまく回らなくなり、結果的に介護者自身がつぶれてしまい、お年寄りを施設に送ることにもなりかねない。そんな事態は、双方にとって、幸せではないだろう。

だからこそ、ぼくはあえていいたい。

介護する人は、がんばりすぎないでいいんだ、と。

もちろん、介護されているおじいちゃんやおばあちゃんにも、介護する側の人にも、日頃から、がんばってきたね、と、声をかけてあげることは肝心だ。これまで「がんばれ」「がんばる」一辺倒だった介護のなかに、「がんばらなくてもいいんだよ」という発想を取りこんで、介護の空気をやわらかくできたらいいな、と思っている。柔軟性は、人生や、文化を豊かにしてくれる。

がんばらない介護生活――五つのポイント

がんばらない介護生活を実践するための秘訣とは何だろうか。これから、その五つのポイントを紹介したい。このうちの一つでも、うまく生活のなかに取りいれられればしめたもの。ちょっと介護が楽になり、もしかしたら、介護が楽しくなった、なんて奇跡がおきるかもしれない。

①一人で介護を背負いこまない。

介護のやり方はそれぞれの家庭によって違うものだし、完璧な見本などあり得ない。親の介護でギクシャクする家庭もあれば、逆に、疎遠だった親族やばらばらだった家族がまとまるというケースもある。

家族や親族や、近所の人に声をかけるのもよい。少なくとも、身近な人に自分の悩みを聞いてもらえるだけでも、ストレスはだいぶ減るはずだ。グチの相手としては、訪問看護師は適役かもしれない。耳を貸してくれるだけでなく、専門的なアドバイスをしてくれるだろう。

みんなに協力をお願いする時も、「がんばらない」方がいい。こうしろああしろと一生懸命に仕切るよりは、いっそ受け身になって、相手ができることをやってもらう、という姿勢を取る。そうした方が、周りも協力しやすいし、自然と、自分にもゆとりが生じるはずだ。特に、配偶者や子どもに介護の協力をしてもらう場合には、頼み方が重要だ。

お願いをイヤだとはねつける家族はあまりいないと思うが、だれであろうと介護に協力するのは、とても大変なことである。だから、引き受けてくれた時は、ありがとう、とか、介護されたおばあちゃんも喜んでいたわよ、などと、感謝の言葉とともに相手をねぎらってあげるといい。

何でも相談できる主治医か、気の合う訪問看護師か、地域の福祉情報をいっぱいもっているケア・マネージャーなど、身の回りに一人、プロの相談役がいるといい。

②積極的にサービスを利用しよう。

いろいろとお願いしたにもかかわらず、周囲の人間から協力を拒まれたなら、さっさと社会的サポートを利用する方向に気持ちを切りかえよう。いつまでも親族の理解や協力にこだわっていると、恨みの感情がわきあがってくるし、自分がどんどんみじめになってしまう。介護の苦労は、目に見えないことが多く、経験したことのない人間が理解するのは難しい。

公共のサービスは、自分にあったものをうまく選んで利用するといい。その上で、時間に余裕ができてくれば、気持ちにゆとりも生まれて笑顔も出てくる。

とにかく、自分の時間をつくることを心がけたい。日々のストレスは、集中力の減少や不眠などの原因になり、免疫力の低下を招いて病気になりやすくなったりもする。また、自分のなかに精神的なゆとりがないと、周囲がどんなにいいアドバイスをしてくれても受けいれられなくなってしまう。

まずは、心に押しこめられた不満や怒りなどのガスぬきをしよう。毎週、決まった日に家の外に出るだけで、軽いストレスだったら一気に軽減する。また、勉強でも趣味でも何でもいいから、自分自身のために楽しいことをするといい。介護者同士や趣味の仲間を見つけて、積極的に交流するのもお勧めだ。

特に、介護世代は、リストラ、子どもの教育、夫婦の不和など、いろいろな問題をかかえていることが多く、精神的に追いこまれてしまうことも少なくない。それに介護が加わると、体力的にはそれほど大変ではなくても、精神的に疲れて、毎日の暮らしが疎ましく感じられてしまう。

自分の心のメンテナンスには、十分配慮しなければならない。たとえば、不眠がつづくことはないだろうか。おしゃれや社会のことに関心がなくなっていたりはしないだろうか。家出や自殺などの文字が頭をかすめる状態になったら、間違いなく赤信号だ。なるべく早く専門家に相談しよう。

相談場所がわからなかったら、市町村の窓口に行って、紹介してもらうといい。メンタル・ケアに関するサービスを受けるのに、ためらうことなど何もない。

③現実を認め、受けいれよう。
家のなかが暗くならないようにしたい、つらい時ほど明るくしていたい、歯をくいしばって介護に取り組まなければならない、なんて思いこみは、一刻も早く捨てた方がいい。それよりも、今ある状況を冷静に認めて、現実を受けいれる方がいい。

実際、だれかを介護せざるを得なくなった時は、家族のあり方を考えるチャンスでもある。時には、このことを通して、バラバラだった夫婦や親子の心が一つになり、疎遠になっていた親戚が集まってくることもある。介護は、人と人をつなぐ懸け橋にもなり得る。

介護する・される現実を、積極的に受けいれてみると、きっと介護生活そのものが楽になるはず。そうすれば、自然と、相手を思いやる気持ちも生まれてくるのではないか。

④介護される側の気持ちを理解し、尊重したい。
過剰な介護は一時的には喜ばれても、介護される側の自立を妨げ、ＱＯＬ（生活の質）の低

下を招くこともある。だから、時には、介護される側にも、できることがあったらお手伝いをお願いして、「ありがとう」の言葉をかけてあげよう。そうすることで、邪魔に思われていないとか、家のなかにも居場所がある、などという安心感を得ることができる。介護を受ける側も、申し訳ない気持ちでいることが多い。だからこそ、彼らのプライドも十分に守ってあげたい。

こんなふうに、介護する側もされる側も、互いを尊重し、感謝の気持ちを忘れないようにすれば、介護の現場にもっともっと笑顔が増えるのではないだろうか。そうなればしめたもの。笑いは免疫機能を高め、リハビリの効果も自然にあげてくれる。

重要なのは、介護される側が一番つらい時に、その心に寄り添ってあげること。大事な人を見ているのだという気持ちは必ず伝わる。命の大切さを、みんなが共有する。そうすることで、命のバトンが、親から子へ、そして、子から孫へと受け継がれていく。在宅ケアにかかわることで、命のバトンタッチを体感できると思う。

⑤できるだけ楽な介護のやり方を考えよう。

身体だけではなく、頭も使って、負担の少ない介護方法を模索してみよう。自分の思いこみで、疲労度を高くしてしまっている場合もある。

たとえば、オムツはよくないものだから使ってはいけない、などと思いこんだままでいると、夜中に何度も起きなければならず、睡眠不足でくたくたになってしまう。まじめな介護者ほど、「がんばらなければいけない」の思いこみにおちいりやすい。

こういう時は、夜間だけオムツを使用すれば、負担はぐっと軽くなる。実際に、オムツを使用したら、介護する側もされる側も睡眠不足が解消して、双方、健康になったという例もある。オムツの取りかえも、一日七回のうち、自分が二回で、後はヘルパーさんにお願いするなんていうのもよい方法だ。

こんなふうに、介護用品や福祉機器、それに社会的サービスを上手に使いこなすことで、負担がぐっと軽くなり、介護の現場の空気が好転することもある。

介護に関しては、割り切ること、そして、長続きさせることが大切だ。なぜなら、疲労は、自分でも気づかないうちにたまってしまうものだから。まだ大丈夫だと思っていても、可能な限りがんばるぞ、という姿勢を取りつづけた結果、燃えつき症候群になってしまうこともある。介護する側もされる側も共倒れという最悪の事態は何としても避けよう。

そのためには、完全主義をやめることから始めるといい。だれだって、すべてに全力投球などできないのだから、「やろうと思えばできるが、完璧にやれない時があってもいいよ」という具合に、頭のなかを切りかえられるとしめたものだ。

介護にあたっては、まず最初に、大切なこととどうでもいいことを分けて、自分のなかで優先順位をつけてみる。介護を受ける側の意見をじっくり聞いてから、重点的に力を入れるべき箇所を見つけるといい。

たとえば、介護される人が食べることを生きがいにしていたら、料理には力を入れて他は手を抜くようにする。あるいは、話を聞いてもらいたくてたまらない場合には会話に時間を割いて、食事に関しては給食サービスを利用するようにする、という具合に。

家族による介護には、隙間があった方がいい。

がんばるよりも、なるようにしかならないよ、と自分にいい聞かせながら、息長く、やれる範囲でしたたかにやっていく時に、希望が見えてくるような気がする。

第6章

つながる医療が大切

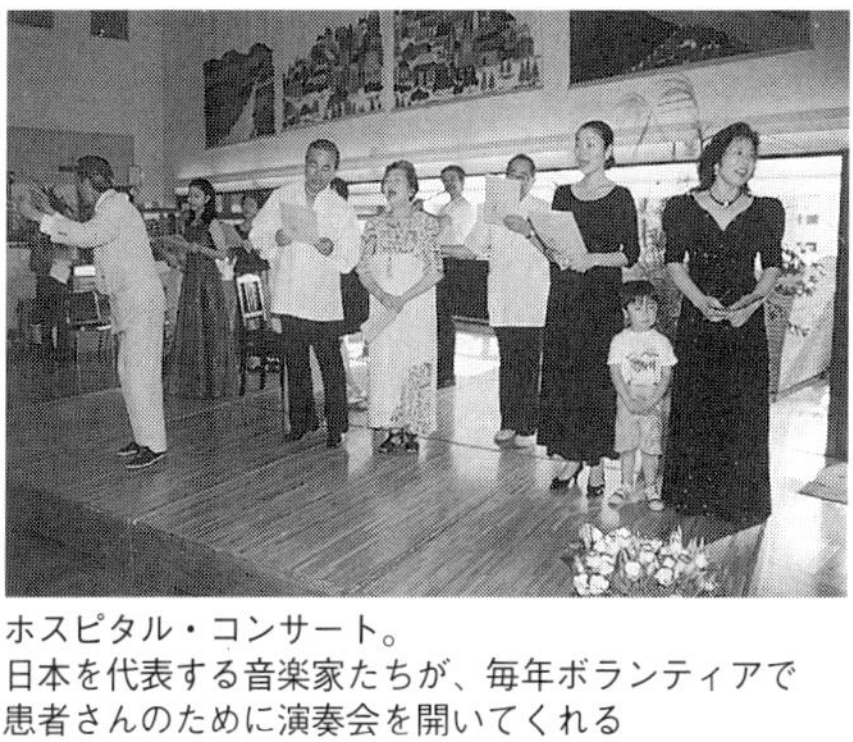

ホスピタル・コンサート。
日本を代表する音楽家たちが、毎年ボランティアで
患者さんのために演奏会を開いてくれる

ボランティアは地域と病院をつなぐ外交官——デイ・ケア・ボランティア

住民のための医療をめざして、諏訪中央病院は、「時間的」「空間的」「内容的」に開かれた病院にこだわってきた。

開かれたうえで、「つながる」ということを大切にしてきた。

たとえば、病院にボランティアが入ることによって、病院と地域社会の結びつきがより深くなったと思う。吉沢英子氏がいうように、病院ボランティアは病院の外交官なのかもしれない。つまり、病院の事情や考えなどを地域に伝え、地域の病院に対する要望やこうあってほしいという住民の思いを病院へ伝えてくれる、二方向性の役割をもっているように思う。

ボランティアとして院内に出入りしてくれている市民が、ぼくたちの医療活動や、設備の充実や、新しい医師のことなどを口コミで伝えてくれたことが、患者が来ない赤字だらけの病院だった諏訪中央病院の、再生への大きなきっかけになったと思う。

病院は、地域の人々に支えられてきたのだ。

茅野市のボランティア活動の草分け的存在である、デイ・ケア・ボランティア「かすみ草」

には、車いすの介助、入浴後の結髪、食事の準備、それに、レクリエーションなどに協力してもらっている。

メンバーの年齢構成は、四十代から六十代がほとんどだが、なかには、八十歳を越しても活動していらっしゃる方もいる。介護される老人たちにとっては、自分たちと同世代のボランティアがいるというだけで、その場の雰囲気が違ってくる。ボランティアのお世話は、専門家とはひと味違ったやさしさのようなものを患者さんに与えることができる。

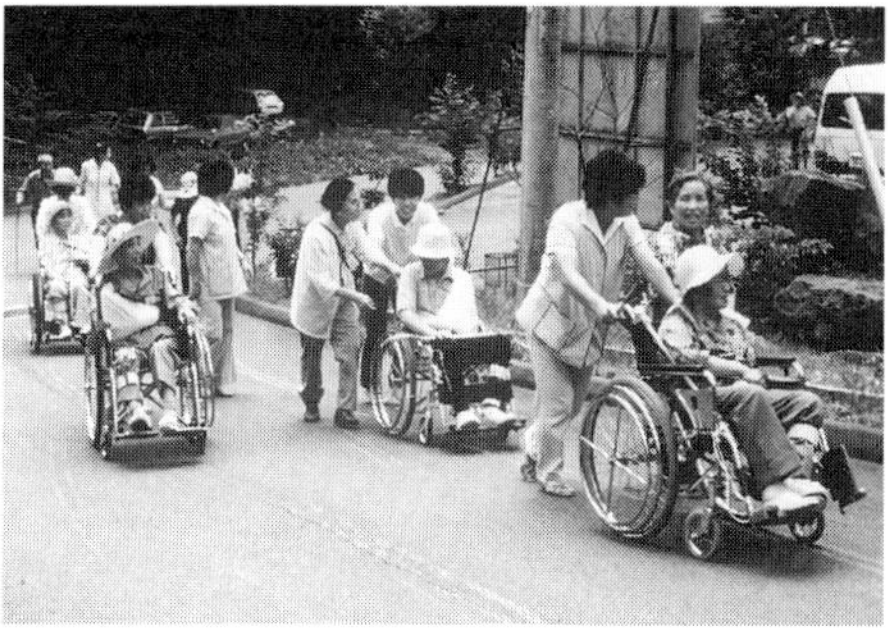
デイ・ケア・ボランティア「かすみ草」。障害をもつ老人をつれて、墓地公園へのハイキング。1985年当時

ここで、『がんばらない』をはじめとして、いろいろなところで語ってきたエピソードを紹介しよう。「かすみ草」のボランティアが、かつて「お風呂に入れちゃう運動」を行った時があった。

今から二十数年前、社会福祉協議会が入浴サービスを行っていたが、そうした存在を知らなかったり、知ってはいても福祉の世話になりたくないという農村の保守的な雰囲気や、あるいはサービス量の不足という、いろいろな理由で、十分に利用されているとはいえない状況だった。

それを何とかしようということで始まった「お風呂に入れちゃう運動」には、社会福祉協議会のヘルパーさんや、市の保健師さんが応援に駆けつけてくれて、久しぶりにお風呂に入ったお年寄りや家族の方に、とても喜んでもらった。

ところが、大変なことがおきてしまった。

参加したおばあちゃんの一人が、そのお風呂が原因で、かぜをひいて亡くなってしまったのだ。ぼくたちは、これで市民が参加する福祉の街づくりも終わりになってしまうだろう、と、とても落胆した。

しかし、おばあちゃんをずっと世話してきたお嫁さんがこういってくれた。

「私は姑《はは》のために何年も一生懸命看《み》ていたつもりだったけれど、素人だから、寝たきりになったおばあちゃんをお風呂に入れられるなんて思いませんでした。いつも身体を拭いてあげただけだったのを、先生とボランティアの人たちが来てくれて、何年ぶりかでお風呂に入れてもらうことができました。

その後亡くなってしまったけれど、もしお風呂に入っていなかったら、垢だらけのままで、あの世に行かせることになってしまって、嫁の私にはとてもつらい思い出になったと思います。おばあちゃんをきれいな身体であの世に送れて、本当によかった。

おばあちゃんはお風呂に入れてもらったあの晩、とてもいい笑顔をしてくれました。うれしかったと思います。おばあちゃんの久々の笑顔は嫁の私への最高のプレゼントでした。本当にありがとうございました」

お嫁さんの言葉は、ボランティアの人たちにも、ぼくたち病院職員にも、大きな自信を与えてくれた。

苦しんでいる人たちのために少しでもいいことをしようとして、結果としてまずいことがおきても、思いを汲み取ってくれ、人は必ず理解してくれる。この経験が、ぼくたちの街のボランティア活動にとって、大きな後押しになってくれたと思う。

今では、「かすみ草」は、諏訪中央病院にとって、なくてはならない存在だ。

忘年会、餅つき、新年会、お花見といったデイ・ケアの行事の企画をはじめ、患者さんに喜んでもらえることには何にでもチャレンジするメンバーのパワーからは、患者さんだけでなく、ぼくたちも大きな力をもらっている。

声をかけ、話を聞いてくれる病院の顔——総合案内ボランティア「茅の実」

病院に見えた方を、玄関で最初に「おはようございます」と笑顔で迎えてくれるのが、案内ボランティアだ。

来院者の受診手続きのお手伝い、診療場所やトイレなどの位置の説明、付き添いを必要とする方の案内、車いす利用者の介添えなど、病院を訪れる患者さんやご家族の大きな支えになっている。また、利用者の率直な声や、市民の声が、このボランティアのメンバーを通してストレートに届いてくる。ぼくらにとっては非常にありがたい存在だ。

もう生まれそうだという患者さんを車いすで運びました。帰りにご主人が、「今、男の子が生まれました」と、わざわざ報告に来てくれました。

透析にお姑さんを送って見える方からは、「もう七年になるけれど、車から降ろす時、車いすを支えてくださるだけで本当に助かります……」。一日おきに透析を受ける方、送ってくる方、それぞれに大変なことです。

今まで、車いすでリハビリに見えていた女性の方が、四月から杖で歩けるようになり、思わず、「おめでとう」といってしまいました。そのかたわらで、ご主人がにこにこされている。

「今日はこれから娘の所まで、一人で電車に乗っていきます」「駅の階段、気を付けてくださいね」。口紅をさし、化粧をしたその人は、今まで接していた人とは別人のようでした。

ご主人が病気の方。私の所でグチをこぼしていかれました。初めてお会いした方ですが、だれかに話したかったのでしょう。話すことで少し気が晴れて気持ちよくなれば、聞く方はとてもうれしく思います。他の人にあげるつもりでもってきたのでしょうに、私にダリアの球根をくれました。早速植えて、咲いたら病院へもってきてカウンターの花瓶にさしたいと思います。

病院の玄関にピンクのエプロンをつけた彼女たちがにこやかな笑顔で立っているだけで、病院の敷居は低くなったと思う。アプローチのあたたかな病院。初めてでも何でも気軽に聞きやすい病院になったと思う。ありがたいことだ。

今はなくなってしまった井戸端会議みたいなあたたかな空気が、コンクリートでできた病院のロビーに広がっている。このやわらかな空気は、お金では買えないと思う。

ちょっとしたことを尋ねたい時に聞ける人がすぐにいたり、気軽に話すことのできる相手がいるというのは、来院者にとって、安心できることだと思う。

案内ボランティアは、今では、病院玄関の、なくてはならない顔になっている。

心と身の回りを支えてくれる活動——病棟ボランティア

マザー・テレサの活動に共鳴して結成された「野ばらの会」について語ろう。

当初は、月一回、定期的にテレサについての勉強会をつづけていたが、次第に、勉強よりも実践が大事ではないか、ということになって、一九九一年から、当院でボランティア活動を始めるにいたった。それから十二年が過ぎた。

彼らの活動は、患者さんの話し相手、散歩の付き添い、散髪、爪切り、車いすの清掃など、多岐にわたっている。何よりも、病んでいる方の希望に心をこめて応えてくれるのがうれしい。

「野ばらの会」の活動の実際について、古株のメンバーは、こんなふうに語ってくれた。

「初めの頃は、お世話するという傲慢な気持ちが少しはあったのは事実ですが、今はボランティア活動を通して、こちらがいただくものの方がはるかに多く、お世話するより、ボランティアを受けいれる方がもっと大変なのだとわかりました」

相手の気持ちを思いやる姿勢には、ぼくたちの方が勉強させられる。

ボランティアする側もされる側も、お互いが感謝の気持ちをもっている。こういう方々といっしょに、この地域で一つ一つの命を守っているんだと思うと、自然と幸せな気持ちにさせられる。

最期の最期まで命を支える――ホスピス・ボランティア

住民自身がどのようなケアを受けたいのかを選べるように、いくつかの選択肢を用意したいと、ぼくはずっと考えつづけてきた。

がんが進行して、きびしい状態になってもわずかな可能性に希望を見いだして、全力でがんと闘ってもいい。患者さんの心と体力を支えながら、どこの病院にも負けない質の高い攻める医療をしたいと思ってきた。

高度医療をしている病院で見放された方が、最後の力をふりしぼって遠くからやってくる。再び同じ検査を繰り返したくないので、紹介状をもってきていただければ、診察し、お互いが納得した時、治療を行う。苦難のなかにいる患者の力になりたいと思う。

もう闘わなくてもいいと思っている人には、痛みを取ってあげて、残された大切な時間をおだやかに過ごせるようにしてあげたいと思った。

一九九八年七月、諏訪中央病院に、六床の緩和ケア病棟が開設された。当時、日本でもっとも小さなホスピスとしてスタートした。

がんの患者さんが外来、入院、在宅のどのケアを選んでも、同じ緩和ケア・チームのメンバーがかかわるというシステムを、発足当時からつづけている。日本ではめずらしいシステムだと思う。

ぼくは、開設当初から、緩和ケア病棟が、普段着のまま、自由に住民たちが利用できる場になるといいなあ、と思っていた。

この背景には、一九八九年から、諏訪中央病院で活動していた「生と死を考える会」の存在があった。この会には、年齢や職種を越えた人たちが集まり、緩和ケア病棟開設の基本コンセプトにかかわるもろもろの議論をぶつけあった。メンバーには、病院関係者ではない、市民の方も含まれていた。

そして、一九九六年には、茅野市の住民参加による「茅野市の21世紀の福祉を創る会」（略称：「福祉21茅野」）のプロジェクトの一環として、「ターミナル・ケア部会」が設置された。この部会で、住民の側から、ホスピスや終末期医療への提言が積極的になされたのだ。

このような形でターミナル・ケアが取りあげられ、幅広い視点から検討されたことは、その後の緩和ケア病棟運営にとっても、力強い支えとなった。

小さな田舎の町で緩和ケア病棟開設が具現化したのも、決して、病院サイドの一方的な思いや努力の成果ではなかったのだ。デス・エデュケーション（死についての教育）を通して、地域の人たちと命や死の文化を共有したことが、後に、病院と住民が連携して終末期医療の体制を整備していく大きな力となった。

ボランティア、七つの約束――緩和ケア病棟ボランティア講座の内容

病棟の開設を前に、諏訪中央病院では、緩和ケア病棟ボランティアのための研修の準備が始まった。幸いにも指導する人材に恵まれ、内容の充実した講座となった。講座では、緩和ケア・ボランティアの目標、そしてその位置づけと役割、さらに、参加者にもとめられる資質や技術について検討し、勉強してもらった。

以下、その要点を整理してみた。

ホスピス病棟でのボランティアの二つの目標。

①患者や家族のＱＯＬ（生活の質）を高める。
②病院と地域の橋渡し。

ボランティアの位置づけや役割。

①参加者は、緩和ケア・チームの一員として患者さんを支えるが、医療行為は行わない。
②参加は自由意志であるが、登録制とし、定期的に活動し、その役割に対して応分の責任をもつこと。

ボランティア参加者にもとめられる資質については、以下の七点を、講座のなかでじっくりと確認した。

①守秘義務が守れる。
②緩和ケアとは何かを理解できている。
③緩和ケアにかかわる患者家族の心理がわかる。
④患者家族の話を傾聴できる。
⑤「させていただく」という意識をもてる。
⑥善意の押し売りをしない。
⑦報告、記録ができる。

これらの内容を含んだ全六回の研修には、三十代から六十代まで、幅広い年齢層の応募者五十八名が参加してくれた。そしてどうにか、滑りこみで緩和ケア病棟の開設に間に合った。

講座の卒業生たちはみんな、環境整備、患者さんや家族の話し相手、料理の手伝いなど、医療者と患者さんの隙間を、今も芝居の黒子《くろこ》のように埋めてくれる。講座のなかで、きっちりと設定した役割や目標の水準を見事に超えて、質の高いボランティア活動をしてくれている。

彼らと話すと、こんな言葉が返ってくる。

「人生の最後には、我慢してほしくない」

「患者さんのわがままを聞ける病棟にしたい」

「患者さんの希望していることを、あきらめないで、どうしたら実現できるか、知恵を出しあって考えていきたい」

彼らはみんな、諏訪中央病院を、自分たちの病院と考えてくれているようだ。

マイ・ホスピタルと住民たちが認識して、医療者たちと同じような気持ちになって病院づくりに参加してくれるのが、ぼくには嬉しい。

ここで強調しておきたいのは、単に病院や施設の都合だけでボランティアを導入しようとしても、お互いにとって満足のいくような活動にはならないということだ。

重要なのは、病院側とボランティア参加者とのよりよい関係を、互いに力を出しあって構築していくことである。それも、目線の高さを同じくした関係ができあがるといいと思う。特に、ボランティアは、利用者のQOLの向上にかかわることを一番大切にする必要がある。

諏訪中央病院緩和ケア病棟で定期的に行われるクリスマス会やひな祭りなどの活動資金も、バザーを通し、ボランティアのメンバーが自分たちの手で生みだしている。

自立した人たちの活動は、見ていても気持ちいい。さわやかで、あたたかくて、そして力強い。ぼくたち医療者にとっても、とても頼もしいグループであり、大事なパートナーだ。

見えないところで命を支える——裁縫ボランティア

病院の地下の滅菌室の窓に面した一角に、ミシンが二台並んでいる。そこで、病院内の縫製の仕事を一手に担っているボランティア・グループがある。

名前は「マダム・ヴィオレ」。バラの好きなメンバーが、情熱的な赤いバラではなく、薄紫色の清楚な花を咲かせる品種のバラをイメージして、名付けたそうだ。

彼らは、一九九一年から週一回、十二年もの間、やすむことなくミシンを踏みつづけている。湯たんぽや吸引瓶など、さまざまな物品のカバー類、それから、看護用品やベッドサイド用品、回診車用の小物入れ、果ては、伝票整理バッグなど、既製品ではまかなえない布製品を、各現場からの細かい注文に応じて作成し、しかも、それらの補修まで一手に引き受けてくれている。

人目に触れることなく、まさに縁の下の力持ちとして病院中を支えてくれている姿と、「マダム・ヴィオレ」というネーミングの組み合わせが、じつにマッチしている。メンバーは、マジックテープやファスナー、ボタンなど、患者さんの状態に合わせた現場のリクエストに気持ちよく応えてくれる、頼もしいスーパーウーマンばかりだ。

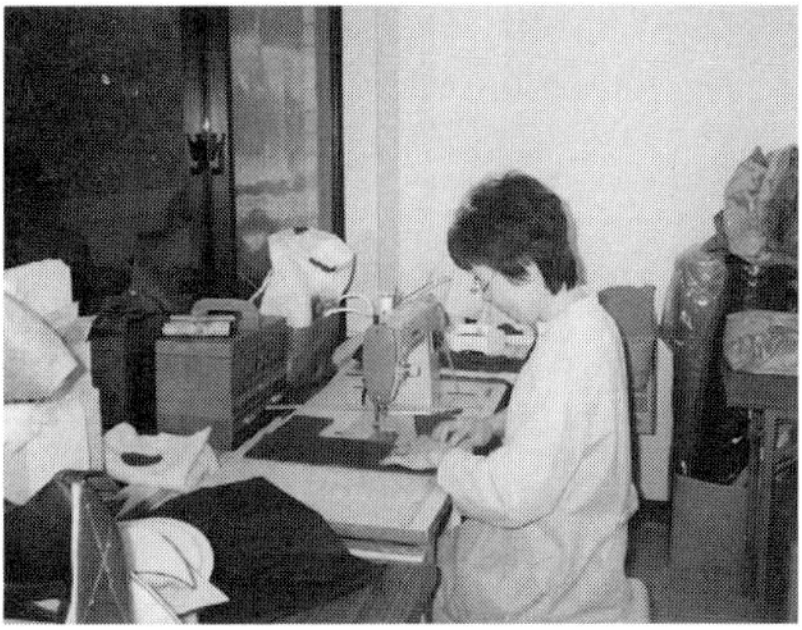
だれにも知られず、地下でミシンを踏んでくれている、裁縫ボランティア「マダム・ヴィオレ」

そのなかの一人が語った、印象的な言葉がある。

「最新鋭の医療機器の導入が進むなかで、ひと針ひと針、手づくりの分野がある。私たちの力を私たちの病院で活かすことができるのは、この上ない喜びです」

これも、参加者の一人が、いつか話してくれた台詞。

「地域住民にとって、信頼される病院として発展してほしいと思いつつ、今日も私たちはミシンを踏んでいます」

諏訪中央病院の建物のなかでも、もっとも目立たない場所で、だれにも気づかれず、でも、たくさんの患者さんの役に立っていると信じて、彼らは十二年間、コツコツとぼくたちの医療を支えつづけてくれた。

選べるサービスって嬉しい――若者のボランティア「茅野高喫茶」

地元の高校生が喫茶室を開いてくれている。

高校の名を取って、「茅野高喫茶」。この空間でひと休みするのが、老人保健施設「やすらぎの丘」入所者たちの楽しみになっている。

彼らは、放課後を利用して、入所者五十人分のおやつをつくり、できあがったメニューと各種飲み物、それに、食器や道具、さらには、各自が家からもってきたお菓子や漬物などを携えて、施設を訪問する。メンバーはたいてい十数人だ。

「やすらぎの丘」に到着すると、テーブルを喫茶店風に並べかえ、皿にお菓子を盛り付ける。そして、入所者の方を車いすでテーブルまで案内してから、飲み物の注文を取る。メニュー表までつくってあって、まるで本物の喫茶店のようだ。

何よりも嬉しいのは、一人一人に注文を聞いてくれることだ。どんなにおいしいおやつでも、給食のように一律に配膳されては興ざめだ。選択できるというのは、何にもまして、いいことだとぼくは思う。

お茶におまんじゅうの人もいれば、紅茶にケーキの人もいる。ジュースに寒天の人もいる。いつかぼくが茅野高喫茶にお邪魔した時、ケーキとお茶を注文したおばあちゃんがいた。

ぼくは心のなかで強くうなずく。

この違いがいい。このミスマッチがいいいんだ。人を支えることの原点は、違いを尊重することなんだと、ぼくは思う。

さらに、ケーキに渋いお茶。「渋い」なんてぜいたくな注文をつける老人がいる。背の高いボーッとした感じの高校生が一生懸命渋いお茶をいれる。時にはこのわがままが、何だかとっても嬉しい時もある。

お菓子と飲み物が行き渡ると、生徒も自分のお菓子と飲み物を用意し、それぞれ入所者の方を囲んで席に座り、お茶やお菓子を楽しみながら歓談する。初めは何を話していいか戸惑うものの、いつの間にかお年寄りとの間で会話が弾んでくる。

お菓子は生徒が自分たちで選んでレシピと首っぴきでつくったもので、プリン、クッキー、パイ、ようかんなど、毎回メニューが異なる。慣れないおやつづくりがいつも成功するとはかぎらない。それでも、いくつかの失敗を通じてお年寄りへの理解がさらに深められていく。

みんなで勉強、みんなで議論、みんなで決定
――ボランティアがMRSAの不安を克服

「やすらぎの丘」は、一九九〇年に開設をした。程なく、ボランティア・グループ「沙羅の木」がつくられ、シーツ交換という中腰で作業する大仕事を、十三年もの間、引き受けてくれている。明るく、頼もしいグループだ。

しかし、長い間には、山もあれば谷もあった。

MRSA(耐性黄色ブドウ球菌)による感染症が社会問題になった時、多くの施設が、MRSA検査を入所の必須検査にして、陽性者を締めだしていた。そんななかにあっても、「やすらぎの丘」は、アメリカで行われているスタンダード・プリコーション(標準予防策)と呼ばれる、徹底した手洗いを中心とする予防法を前提に、陽性者を断らない方針を出した。

この時には、感染の不安もあり、ボランティアの活動の危機を感じたこともあったが、職員といっしょに勉強をすることで、無事に乗り越えることができた。

免疫機能を改善する癒しの庭をつくる――グリーン・ボランティア

病院らしくない病院をめざしている諏訪中央病院には、美しいハーブ・ガーデンがあり、患者さんや市民の憩いの場となっている。

普通なら、「花壇に入らないでください」とか、「花を取らないでください」などという注意書きがあるものだが、「自由に摘んでおもちください」という立て札がハーブ・ガーデンの片隅に立っている。

患者さんは、泥がつかないようにチップが敷き詰められた小道での散歩を楽しみながら、好きな花を思い思いに手にしている。

このハーブ・ガーデンも、地域の人たちのボランティアでできたものだ。

十二年間、患者さんを癒してきたハーブ・ガーデンと東洋医学センターの漢方の薬草園だった場所に、一九九八年、ホスピス病棟や循環器病棟、それに、小児・産婦人科病棟を建設することになった。その増改築にともない、建物の裏側に広がる南庭園についての話し合いがもたれた。

「美しい八ヶ岳山麓が一望できる病院にふさわしい庭とは」

「地域住民にも自由に楽しんでもらえる開放空間にできないか」

これに対して、病院関係者だけでなく、それ以外のさまざまな立場の人たちからも、魅力的なアイデアが次々に寄せられた。

「運動療法ができる直線コースを設置したい」

「作業療法に園芸を取りいれ、車いす利用者もかかわれるような、リハビリテーションの要素を加味した庭園にしたい」

「現在ある木々は残し、鳥が集まり、蝶が乱舞する庭がよい」

そんななか、「蓼科ハーバルノート・シンプルズ」というハーブのお店をもっている萩尾エリ子さんに、「ほろ酔い勉強会」でアロマテラピーの講師をしてもらった時、彼女がグリーン・ボランティアを募集します、とみんなに声をかけてくれたことが、よいスタートになった。

病院の増改築にともなう庭園の造成に関しては、ベッドや車いすで散歩できるコースのコンクリート工事のみを業者に依頼し、後はボランティアの方々にお願いすることにした。

自分でいうのもおかしいが、この辺が諏訪中央病院のすごさだと思う。

住民中心を常に念頭におき、大事なことは彼らの自主性に任せてしまう——などというとカッコいいが、現実はお金がなかった。そもそもが自治体が出資する公立の病院なので、庭にまでお金がかけられなかった。

病気を治すための中心的な役割を果たしてくれるのは、手術や注射や薬であるが、人間の身体のなかにある「自然に治ろうとする力」の存在を、決して忘れたくはなかった。

病院にいると、患者さんたちはどうしても、病院スタッフに管理されたり、あるいは不安のなかに置かれることになる。すると、人間が本来もっている、がんと闘ってくれるナチュラルキラー細胞や、細菌、ウイルスと闘ってくれる免疫機能が、低下するといわれている。逆に、環境のいい所で、自然に囲まれ、あたたかな人たちに支えられていると、ナチュラルキラー細胞や免疫機能が増えてくる。

そんな考えから、ぼくは、常日頃から、美しい庭があって、患者さんの心と身体の機能回復ができるような空間ができればいいなあ、と思っていた。けれども、正直、病院の力だけでは、そんな庭をつくる資金も人的余裕もなかった。

しかし、その夢は、すばらしいボランティアの方々に支えられて、ついに実現にいたった。その庭をつくるために、山野草にくわしい方や、ハーブに精通している方、それから、花を育てるのが好きな人たちが、口コミで、五十名ほど集まった。

手始めに、週に一回、工事現場跡の廃材などを片づけて整地するところから、その活動は始まった。次に、土壌づくりのため、病院の周囲にある唐松林から、みんなで腐葉土を運び、やせた赤土を苦心の末、肥沃な土に改良した。

また、ある時は、隣の県にあるウイスキーの研究所が多年草の美しい花を開発しているという情報を入手した。そこでは研究した花を廃棄する日があるのだと聞くと、ボランティアの人たちが中心になって、病院のトラックでもらいに行った。

東にチップをただでくれるところがあると聞くと、男性のボランティアが走り、西に枕木をくれるところがあると聞くと、病院のスタッフが走った。

また、入院していた時のお礼だといって、ラベンダーづくりにくわしい内田さんが、たくさんのラベンダーの苗を届けてくれた。もちよった種をまき、もらった苗が植えられていくと、庭は次第に姿を変え、夏には風がハーブの香りを運び、花々が光のなかで輝く豊かな花壇ができあがった。

ボランティアは自立し、自律する——バザーで活動資金をつくる

ハーブ・ガーデンの他に、リハビリテーション室からバリアフリーで出られる庭には、作業療法用の農園があり、ささやかながら収穫祭が開けるほどの農作物がとれる。

それから、外来の中庭にあるナチュラル・ガーデンは、清水さん設計による山野草を中心に

した美しい庭だ。庭に面した廊下には植栽図と花暦が置かれ、植えられた約四十種の四季折々の草花を、楽しく鑑賞できるようになっている。雪に覆われる一月と二月を除いて、一年中、庭のどこかに花が咲くように戦略がたてられている。

屋上庭園には大きな陶器のプランターの花と木製のテーブルといすが、憩いの空間づくりに貢献している。庭のグラウンド・デザインをお願いした園芸療法士の管由美子さんの呼びかけで、いくつかの企業が協力を申しでてくれて、立派ないすやテーブルが山のように届けられた。

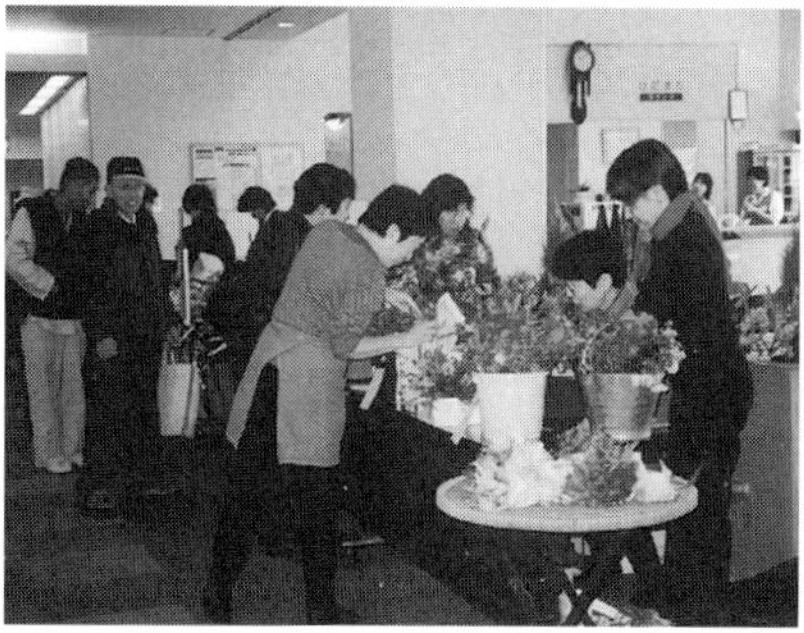
グリーン・ボランティアのバザー。ハーブの花束やリースが飛ぶように売れる

秋には、蔦やドライフラワーでつくった創作リースと秋のハーブの花束などでバザーを開催し、翌年の活動資金を生みだしている。ボランティアの新鮮で柔軟な感性のすばらしさには、ほとほと感心してしまう。リーダーはこういう。

「草も落ち葉も、大切な栄養。工夫、愛情、リサイクルが、この庭のガーデニングの基本です」

ボランティアのメンバーがいってくれた言葉が忘れられない。

「病院だからこそ、健康で生き生きした庭が必要です。どなたでも自由にこの庭が楽しめるように、ボランティアが支えられたら素敵です。まだ、芽を出したばかりのボランティアですが、庭の植物たちといっしょに育っていきたい」

ボランティアというと、奉仕、献身、慈善といった自己犠牲的なイメージがあるが、これからは気楽に自然体で行う、自己発見、自己実現、さらには、生きがいをもてる場へと変化していくと思う。

諏訪中央病院のボランティアの方々は、「自分たちが楽しんで、できることだから」と、笑顔で地道な活動をつづけてくれる。そうしたボランティアに支えられて、ぼくらの病院も成長し、地域も変わってきた。

美しい花々が咲く癒しの庭は、さまざまな夢をぼくたちに見せてくれる。

第7章

開かれた医療をめざして

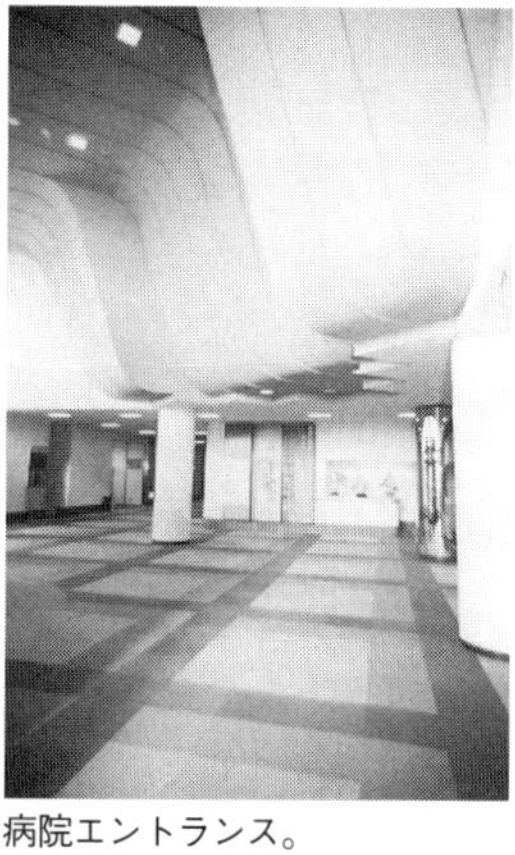

病院エントランス。
病院らしくない病院といわれ、
1992年、第1回病院建築賞を受賞

時間的、空間的、内容的に開かれた病院

ぼくたちは、「地域に開かれた病院づくり」をめざしてきた。

ここで、開かれた病院というからには、次の三つの条件が満たされているべきだとぼくは思う。「時間的」に開かれていること、そして、「空間的」かつ「内容的」に開かれていること。これらがそろっていないと、本当に開かれた病院とはいえない。

諏訪中央病院が、地域から見放され、累積赤字四億円のつぶれかけた病院だった時でさえも、ぼくたちは、市民がいつでも来やすい開かれた病院、という志だけは忘れることはなかった。ぼくたちは、まず、時間的に開かれた病院をめざして、二十四時間患者を断らないということから始めた。

二百床の小さな病院だった時、当直医には、内科系、外科系の二人を置き、正月休みには、観光地であることから自然と患者が多くなるので、四名の当直医を置くことにした。面会時間も、患者の家族が来やすいように、夜間を除いて極力制限をつくらないようにした。

この、二十四時間いつでも質の高い医療が安心して受けられる、つまり、時間的に開かれているということは、病院のコンセプトとしては当たり前だ。むしろ、空間的、内容的に開かれ

ていることが重要なのだ、と思ってきた。

今まで、病院は、病気を治す、という一点に集中した場所になりがちだったが、それだけではなく、健康に生きるためのノウハウを提供することも重要だと思う。病院で、病気にならないための方法を教わり、さらには、生と死について学んだりしたっていいはずだ。

病院という場所は、病気を治すだけではなく、たくさんの隠れた能力をもっている。たとえば、車いすの安全な押し方とか、寝たきり老人の介護方法とかいった知識の集積があり、病院を、空間的、内容的に開くことで、地域の人々にそれらのノウハウを伝えることができる。

空間的に開かれれば、市民が病院に自由に出入りすることになる。ボランティアが入ったり、写真展などの催しがあったり、講演会や勉強会を目的に、いわゆる、病気ではないさまざまな人たちが頻繁にやってくることで、病院も変わっていく。

診察を受けない人たちからは、「病院はもっとこうあるべきだ」とか、「職員の態度はこうあるべきだ」などといった意見や要望が出やすくなる。こんなふうに、市民と病院が自由に交わることで、病院自身が変わる貴重なチャンスを得られるのだ。だからこそ、市民に対して、いつでもウェルカム、歓迎しますという場でありたいと願ってきた。

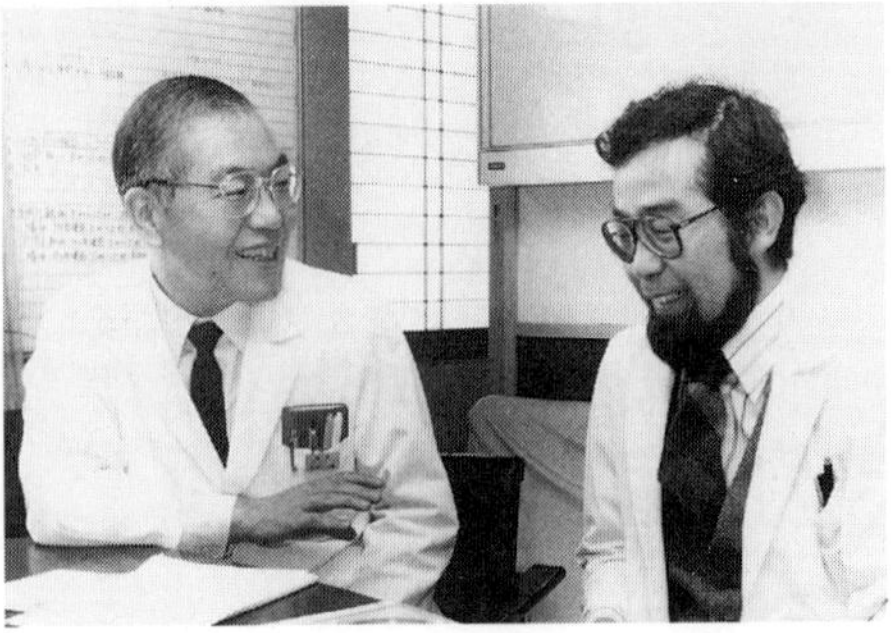

今井澄院長（左）、鎌田實副院長のコンビで、地域のための病院づくりに邁進した、なつかしい日々

内容的に開かれた病院をめざして、ぼくたちは、市民参加の催しを積極的に開いてきた。

たとえば、諏訪中央病院で開いている「ほろ酔い勉強会」という市民のための健康教室は今年で百五十回目を迎える。ぼくたちがいくら「病院に自由に出入りしてください」といっても、病気でもないのに病院には気軽に来られない、というのが現実だろう。けれども、「ほろ酔い勉強会」はその壁を取り払う一つの役割を果たしてくれたように思う。

初めのうちは、名前の通り、仕事の後の夜の勉強会だから、と、本当にお酒を飲みながら、「地域のために、病院は何ができるか」などのテーマで病院の職員が始めた勉強会だった。次第に、行政の人や社会福祉協議会の人が加わり、ついに、たくさんの市民が参加してくれるようになった。今では飲酒運転などの問題もあるので、アルコール抜きになった。

一九八三年から始めたこの勉強会は、やがて健康教室に変化していった。参加者の希望で、脳卒中予防、がんの治療、ターミナル・ケアなど、さまざまなテーマを学び、自分自身や地域の健康づくりについてともに考えてきた。

それとは別に、定期的に、老人保健施設「やすらぎの丘」で介護教室を開いたり、さらに、県からの委託で、年間約五十回もの介護研修を行ったこともある。高齢者問題を解決していくためには、住民の意識改革が重要だが、諏訪中央病院は、学ぶ場所とその機会を提供する役割を、これまで果たしてきたのだと思っている。

人権を守りながら、安全を確保する感染対策

MRSA（耐性黄色ブドウ球菌）保菌者である九十二歳の患者のことで、ぼくのもとに相談が舞いこんできた。

患者は、郷里の九州にある老人保健施設に、平成十一年十二月に入所した。しかし、翌十二年十二月にMRSAが検出されたために、一般病棟の特別室に隔離された。現在、要介護Vと認定されている。

彼は、MRSA検査で、現在も、陽性と陰性を繰り返している。完全に陰性に好転することは考えにくい。地元の特別養護老人ホームに入所の申し込みをしているが、MRSA保菌者で

あるゆえ、入所も困難らしい。

驚くべき話を聞いた。子どもが四人いるが、みなそれぞれ遠隔地で生活しているため、やむなく二十四時間勤務の付き添いの人を、毎月約三十七万円で雇用している。特別室料とあわせると毎月六十五万ほどの出費だという。子どもたちは、すでに四人とも年金生活者なので、この重い負担に耐え切れない。

そんななか、二〇〇一年五月二十三日、NHKテレビの『クローズアップ現代』で、「介護拒否・戸惑う細菌保菌者」が放映された。その番組で、諏訪中央病院や「やすらぎの丘」が取りあげられたのを観て、連絡してきたのだという。

それにしても、一箇月で六十五万円の介護費用か——。

一般の家庭にとって、これは地獄だなあ、と、ぼくは思った。

ぼくたちのつくった、「感染対策　在宅ケア・施設ケア統一マニュアル」に従うと、スタンダード・プリコーション（標準予防策）という、手洗い中心の感染防止策を徹底して行えば、隔離治療を行わなくても、入所ケアを安全に行うことができる。現在、他の地域のMRSA陽性者を入所させる余裕まではないが、これまで、地域の困っている人たちを放りださないように極力努力してきた。

また、日本では、在宅ケアの現場でも、ＭＲＳＡなどの感染症に対する意識の遅れが目立つ。さらに信じられないことには、Ｃ型肝炎ウイルスの陽性者、Ｂ型肝炎ウイルスの陽性者、梅毒陽性者など、他人への感染の心配が極めて少ない感染症をもつケースに関しても、さまざまな福祉サービスが拒否されることがあるという。

加えて、インシュリンの自己注射をしている患者や在宅酸素療法を行っている患者、経管栄養、気管切開、膀胱留置カテーテルなどを挿入している患者を、福祉施設から締めだしている地域が、まだまだ存在している。これらについては、思い切った意識改革が必要だと思う。

精神疾患や知的障害者のための成人施設に入所中、苛性ソーダを飲んでしまい、食道や気管の熱傷をおこし、気管切開をしている患者がいた。術後に、一日数回の痰の吸引が必要となった。

ところが、この吸引が医療行為とされ、介護福祉士などの介護の専門家は、痰を取る処置をしてはいけないことになっている。

そのため、救命された当の患者は、もう元気に、自由に、病院内を歩けるのに、入所していた福祉施設に戻ることができない。そもそも病院は生活の場ではないので、彼の精神衛生上はあまり望ましくない。

彼はどこにいるのが、より人間らしく生きられるのか。彼らしく生き、より生活を楽しむことができるのはどこなのかと考えれば、答えは簡単なのに。

家族が本人に代わって行っていいインシュリン注射や、痰の吸引などは、医師の許可と指導のもとに、福祉関係者にも実行できるようにするべきだと思う。

なぜ、ぼくらが、先のようなマニュアルをつくることにしたかというと、第一の理由として、患者さんや家族の不安が非常に強かったことがあげられる。

六年ほど前、訪問看護をしている患者さんの家族から、「なぜ母は、MRSAに感染したのですか」とか、「訪問看護師は訪問時、ディスポーザブルの上っ張り（当時）を着ているけど、私たち家族は着なくてよいのですか」などといった質問を聞く機会があった。

また、ぼくたちの病院で行っていたMRSA陽性者の隔離治療に対して、入院患者の家族から、「本当に隔離することに意味があるのですか」などという、疑問が出された。

その時、ぼくたちは、一般の方々を無差別に検査しても一〜五パーセントのMRSA陽性者が見つかるのが現状ならば、今までのような隔離主義に基づいたやり方では問題解決ができないのではないか、と考えた。同時に、人権という観点からのとらえ方も、重要ではないかと思ったのである。

人権を守りながらの感染症対策は、地域の文化度があらわれる

わが国の医療のなかで人権がどのように扱われてきたかは、ハンセン病の歴史を見るのが一番だ。

強い感染力も発病性もない「らい病」は、長い間、偏見、差別の対象にされてきた。世界的には、プロミンなどの治療などで病気を克服できるようになっても、日本ではハンセン病患者を完全に隔離しつづけた。多くの日本の医療者は隔離したまま、「らい」そのものの存在を忘れてしまっていたかのようだった。

国家や医療関係者は、健康的な社会を意識的に守るために、徹底した隔離政策をじつに一九九六年までつづけてきた。ハンセン病患者には、一九〇七年にはじめて制定された予防法以来、日本国憲法の人権が適用されずに九十年が過ぎていったのである。あまりに徹底した隔離であったため、何十年も社会と接することのなかったハンセン病患者たちの多くは、すでにかなりの高齢に達しており、「らい予防法」がなくなっても、社会に復帰するには遅すぎる状態になってしまった。

日本では、エイズや結核に関しても、村八分的な対応をしてしまった時期もあった。ほんの

一時期ではあったが、B型肝炎ウイルスの陽性者に対しても、食事の皿を変えたりするという、今日では考えられないような過剰対応をしたこともあった。

これに対して、人権と安全が競合するのではなく、両者が共存できるマニュアルをつくろうと、諏訪中央病院では、数々の勉強会や院内感染対策委員会が開かれた。特に、東京老人医療センター感染症科部長の稲松孝思氏には、レクチャーをお願いしたり、マニュアルづくりの指導を仰いだ。

こうしてできあがったマニュアルの第一の特徴は、アメリカ疾病管理予防センターのスタンダード・プリコーションを重視し、在宅ケアでも、施設ケアでも、病院内ケアの場合でも、同様の注意を徹底することを呼びかけている点だ。それに加えて、医療分野だけではなく、保健や福祉の領域でも、すべての職種のスタッフが使える統一マニュアルにもなっている。

療養型病棟四十八床、回復期リハビリテーション病棟四十二床、緩和ケア病棟六床、在宅ホスピス・ケア、老人保健施設五十床、二十四時間体制の訪問看護——。

ぼくたちは、これら一つ一つの場面において、患者さんたちが自由に、その人らしく、日常生活と療養を楽しく送れるように、さまざまな心くばりを行ってきた。その結果、救急医療でも高度医療でも、また、福祉的支援などが必要な現場でも使える、地域全体を視野に入れた感染症対策マニュアルが必要であることがわかった。
もう一つの特徴は、介護にかかわる家族にも、感染の実際をわかりやすく説明し、訪問看護や訪問介護のプロと同じマニュアルを知ってもらえるようになっていることだ。

病院内のルールには、「MRSA院内感染対策マニュアル」がある。諏訪中央病院の山下共行内科主任医長、土肥庄二郎現院内感染対策委員長やそのメンバーの労作である。

隔離をやめ、「逆隔離」を行った。外科などの大きな手術を受ける方や、化学療法を受けている方など、免疫機能に問題が生じやすい方々に、清潔ゾーンで療養してもらう、という逆転の発想をもとに、このマニュアルはつくられた。

諏訪中央病院では、脳外科、がんの外科、人工関節や脊椎外科など、年間千九百件の手術を行い、年間時間外救急患者は一万五千件と、地域の救急医療、高度医療を担っている。

循環器科には三名の専門医を置き、心臓カテーテル検査、バルーンによる冠動脈拡張術やステント挿入を行うなど、アクティビティの高い病院でもある。

このように、ぼくたちは、感染しやすくなっている人たちをかかえ、常に感染症のリスクのなかで安全な仕事をしなければならない状況にある。

インフルエンザやSARS（重症急性呼吸器症候群）のような伝染力の強い急性の感染症が

広がった時は、時間を限って、学校を閉鎖したり、自宅にとどまり社会的交流を減らすことはたしかに意味がある。法定伝染病では、短期間隔離することも大切である。

だからといって、不安にかられて、感染力の弱いエイズ・ウイルスなどにまでも、混同して、安易な隔離策をとることは注意しないといけない。同じように、MRSAも慎重に、感染対策を行う必要があるが、九十二歳の方に、毎月六十五万円も特別に出費させる、先ほどの事例のような感染対策は考えなければならない。

地域全体の統一マニュアルを実現するためには、地域全体のネットワークが必要

なぜ、「感染対策　在宅ケア・施設ケア統一マニュアル」のような、地域全体の統一マニュアルが可能になったのか。

茅野市では、一九七〇年代後半から、医師会、行政、社会福祉協議会、そして、諏訪中央病院グループがネットワークをつくって、「茅野市の福祉のあり方」を検討する、福祉連絡協議会を開催してきた。また、その頃から、一例一例のケア・プランをつくるために、保健、医療、福祉の三つの関係者が集まる三者連絡会議を行っていた。

この両者の会議において、感染症統一対策マニュアルをつくろうという動きが始まった。

その後一九九六年に、矢崎和広市長の提唱で、市民参加の福祉の町づくりをすすめる「福祉21茅野」（代表幹事は、諏訪郡医師会副会長・土橋善蔵氏）が構築され、在宅診療部会、ケア・マネジメント部会、痴呆部会、健康づくり部会などの全十三部会で、年間二百回ものネットワーク会議が開かれている。住民自治が広がるなかで、地域全体のための感染対策マニュアルを議論し、それを作成した上で、実行に移せる下地があったのだと思う。

一九九八年十月、宮崎県で開催された全国国保地域医療学会において、研究発表二百三十四題、示説十題のなかから、諏訪中央病院の高木宏明医師がまとめた「地域ケアにおける感染対策——在宅ケア、施設ケアにおける市内統一マニュアル作成の試み」が最優秀賞を受賞し、その後、医歯薬出版から出版された。

地域の観光をバックアップする医療

一九九七年一月二日の時間外救急患者は、当院始まって以来の大記録、三百九十六名に達した。

当日、救急外来はまるで野戦病院のようになり、医局、看護部、各種検査部門、事務部が、急遽、応援体制を築いた。

なかでも、スノーボードによる負傷者が、増加していた。

冬季になると、スキー、スノーボード外傷が、車山高原スキー場をはじめ十以上のスキー場から諏訪中央病院に搬送されてくる。

諏訪中央病院の整形外科の記録によると、当院で治療したスキーおよびスノーボード外傷患者は、多い年には、六百六十七名にもなった。一九九六年頃から急激にスノーボード外傷が多くなった。

また、スノーボードでは、当院でも四例の脊髄損傷患者が発生しているなど、スキーに比べて重症例が多いこともわかった。頭蓋内出血例も、九六年の一シーズンだけで六例と、これも際立った発生であった。

特にスノーボードの初心者は、緩斜面の転倒によっても、重篤な損傷を生じることが指摘されているが、当院の場合も例外ではなく、頭蓋内出血例の五十パーセントが緩斜面での受傷だった。

このため、諏訪中央病院では、スノーボード関係者に対して、指導を行った。手関節保護用のグローブや肘サポーター、ヘルメットなどの保護用具の着用の徹底。スノーボード専用ゲレンデの整備や、コースのレイアウトの工夫。市民やスキー、スノーボード関係者に注意を呼びかけたり、さらに、学会や医学雑誌にも精力的に発表を行った。

ぼくは、せっかくゲレンデにやってきた人たちに、危険だからやめてくれ、などといっているわけではない。スキー、スノーボードは、諏訪一帯の大切な観光産業である。安全にそれらを楽しんでいただき、できうるならば、もう一度来てもらうことが重要だ。

蓼科、白樺湖、車山のスキー場は、改善を行い、大きな成果をあげた。

スキー場だけでなく、諏訪市には上諏訪温泉が、茅野市には蓼科高原や白樺湖や車山が、それから原村には高原ペンション村などがあり、観光は地域の重要な産業の一つとなっている。これらの場所では林間学校やスキー教室が行われることも多いが、そのためには、近くに安心できる医療施設があることが必須条件だ。

ぼくたちの病院も、毎年二百以上の団体から、万一に備えて、患者受けいれの申しいれをもらっている。地域医療に携わる端くれとしては、健康を守るプロとしての専門能力を、積極的に地元に還元していきたいと思っている。地域医療は、その地域の人々の健康を守ることを主な目的としているが、それと同時に、地元の産業を裏側から支えているという大事な役割ももっているのだ。

医療現場と、地元産業との連携

諏訪盆地は、諏訪湖の水を利用した精密工業が発展して、カメラや時計メーカーを中心に日本のスイスなどと呼ばれてきた。現在では、コンピュータ産業などの高度技術が集積している。

この技術を利用して、諏訪中央病院の循環器グループと、信州大学第二外科と、地元企業の「野村工業」と「エスエヌ精機」、さらに、大型医療機器メーカー「メドトロニック」社が協力して、新しいタイプの人工心肺である一体型non-roller体外循環装置の開発研究を行ってきた。最近では、人工呼吸器患者の気管チューブを支える横型ハンガーを改良して、縦型ハンガーをつくった。清潔を守り、荷重によるチューブの圧迫を防ぐことができた。「タイコ ヘルスケア ジャパン」で発売することになっている。

医療現場と、地元の精密工業とがもっと提携できるとおもしろいだろうな、と思っている。

スローフード「角寒天」を通して、地域の食文化を守る

雪におおわれた田んぼで行われる寒天干しは、冬の諏訪ならではの光景だ。

諏訪盆地では、八ヶ岳おろしの乾いた寒風を利用した角寒天をつくっており、その生産量は全国の九十パーセントにのぼる。また、「人寄せ」という祝いごとの会では、諏訪盆地独特の「天寄せ」という寒天デザートがつくられる。

ご飯に角寒天を入れると、やわらかい新米のような味や食感となるし、みそ汁やスープにも利用できる。また、角寒天には、レタスのじつに八十倍もの繊維が含まれている。肥満予防、便秘予防、動脈硬化予防に適している他、カルシウムも多いため、骨粗しょう症の予防にも効果がある。角寒天は、今はやりのスローフードの代表選手ともいえる。

諏訪中央病院では、角寒天を使った健康食品のイメージ・アップをはかることで、諏訪盆地が長い間培ってきた大切な食文化を保護することを心がけてきた。角寒天づくりのような、地域の小さな手づくり産業をバックアップすることも、地域医療の役割の一つだと思っている。

あたたかな医療が行えるような、医療構造改革を望む

やさしくなくちゃ、医療じゃないと思ってきた。

でも、日本中の病院は、そうした基本からかけ離れた存在となっている。二十世紀に入り、人類はいくつもの病気を克服してきた。しかし、わずかな進歩と引き換えに、医療の現場は、

やさしさを失ってきた。

諏訪中央病院では、毎年一万五千件を越す時間外救急を診ている。そのなかには、「患者さんを断らない」という看板を逆手にとって、夜の方が待ち時間が少ないので来たと思われる患者さんも混じっていたりする。

不安のために夜中に来院してきた患者さんに、丁寧に病状を説明して、「大丈夫だよ」のひと言でもいってあげられればいいのだが、満床がつづき、新たな患者のためにベッドの空きをつくらなければならなくなったりすると、病院のなかが殺気立ってくる。そうなると、当直の医師たちも、緊急ではないのに「待ち時間が少ないから」とわざわざ夜に来る不心得な患者さんに対して、ついカッカしてしまうことだってある。

ぼくたちは、いつでも、だれでも、断らずに平等に診ようとしてきた。心意気としては、これからも、心のかけこみ寺でいたいと思っている。それでも、現実の世界は手ごわい。簡単にはいかないことを思いしらされた。

それには、多分に医療制度の問題もある。

昨今では、患者を断る病院じゃないと生きのびられない。どんなに患者さんが高熱で苦しんでいても、町に自分の所の病院一つしかなくても、「かぜは診ません。腹痛は診ません。よそへ行ってください。紹介状がある人だけ診察します」といって、困っている患者さんを放りだす。そうしなければ、紹介型の救急病院になるのは難しい。

＊

二〇〇三年の元旦も、いつものように当直を行った。

正月は、観光産業が重要なこの地域にとって、まさにかきいれ時である。ぼくらが、裏側から観光を支えているんだ、と、熱い心意気をもって、患者を断らない病院づくりをしてきた。

その日、ぼくも含めた四人の当直医は、一日中、病院を走り回った。

患者数の総計は、その日だけで三百二十二人。いずれも紹介状のない患者ばかりである。

ちなみに、二〇〇二年暮れ、十二月の一箇月の紹介率は、十七・七パーセントだった。ぼくたちは、紹介型の急性期病院になろうとして、紹介率三十パーセント以上を目標にしているのだが、その道は険しい。

観光客が少ない月では、最大紹介率は二十九パーセントになっている。

正月元旦の一日だけで初診の患者が三百二十二人も来てしまうと、紹介率三十パーセントという目標数値は、はるか遠くに離れてしまう。

同じ熱発の患者でも、救急車に乗らないで、紹介状ももたないで来た患者は、じつは病院ではありがたい患者ではないのだ。

諏訪中央病院は、患者を断らない医療をめざしてきた。

それが、裏目に出ている。

困っている患者を、すべて断らずに、全力で診ようとした時代がなつかしい。医療保険制度を守るためには仕方がないことなのだろうが、本当にこれで医療費の削減ができるのだろうか。ルールにしばられて、医療をすること自体の楽しさが少なくなった。

医療人たちを、人の命を救うことや、命を支えることに純真に夢中にさせてくれるような、簡潔な医療制度をつくってほしいと思う。


元旦の当直がようやく終わった。

その後も、おせちをいっしょに食べようとぼくの帰りを待ちわびている家族をよそに、毎年恒例の、アルコール依存症の自助グループの会にも顔を出した。アルコールのない新年例会であいさつをする。

雪の降りしきるなか、家路を急ぐ途中でぼくは考えた。こんなに忙しい、目が回るような一月一日の仕事始めはいつまでつづくのか、と。すると、父のことが自然と脳裏に浮かんできた。

はるか昔、医学部に進学することに最後まで反対していた父が出した交換条件は、ぼくに、やさしい医者になれ、ということだった。父は、ぼくにこういった。

困った人を大切にしろ。

弱い人貧しい人のことを忘れるな。

ぼくは、父との約束を守りつづけてきた。茅野に来て三十年。よく働いてきたと思う。それはまさに、トップスピードで走りつづけた年月だった。ぼくたちの医療には単純なルールしかなかった。命を救い、命を支えること。

少し疲れてきた。ぼくの人生のギア・チェンジが始まりつつあるのかもしれない。

医療のルールが複雑に変わってきた。単純に、困っている人を丁寧に治療をしていればいい、というわけにはいかなくなった。ゆっくりとではあるが、日本の医療構造改革は始まっている。大都市と、病院が一つしかない地方の小さな町のルールが同じということ自体、無理があるように思う。ぼくらの病院は平均在院日数は十五・八日、紹介率は高い時は二十九パーセント。冷たい病院になって、紹介状のない患者さんを少し断れば急性期特定加算のできる病院になれる。具合の悪い人を断らないと病院が生きていけないというのも、何かさびしい。

これからの医療構造改革を、ぼくはとても心配に思っている。国民の期待から離れて、医療がますます冷たくならないか。放りだす医療や、見放す医療が蔓延しないか。

やさしくなくちゃ、医療じゃないと信じている。

国民の信頼をかち得るような医療システムを早く構築したいものだ。

第8章

地域を健康にする医療

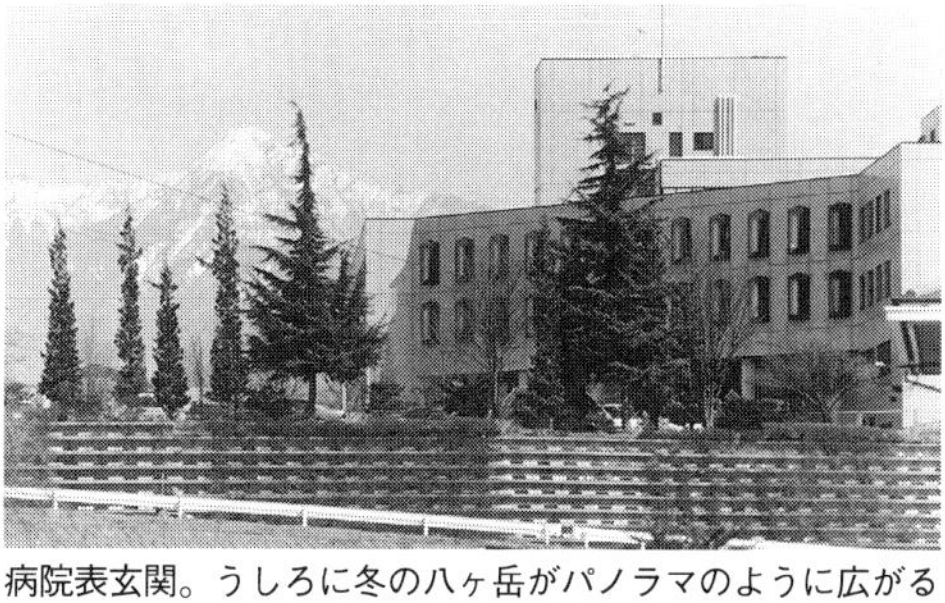

病院表玄関。うしろに冬の八ヶ岳がパノラマのように広がる

本物の健康をもとめて——健康ブームに惑わされるな

今、多くの人が、健康になることに強い関心をもっている。

健康ブームの掛け声の下、マスコミの煽情的な健康情報に飛びつき、多くの人が、高いお金を出して、あやしい健康食品や器具を買っている。それで、健康を取り戻せるように錯覚しているのだ。

けれども、健康というのは、これさえ使えばみるみる治るといった、短絡的な一つの商品なんかで、簡単に手に入れられるものではない。本来、健康は、さまざまな要素に影響されて形づくられていくものだ。食事、運動、休養、労働、余暇、教育、家族、環境。それらに、社会的な存在としての自分がかかわってくる。一つのものだけで、健康を守れるわけがない。

保健師さんたちといっしょに、三十年間、地域の健康づくりに取り組んできた。地域に根ざし、その土地でともに暮らす人たちと、みんなで真剣に考えながらわかってきたのは、毎日の暮らしのなかで、ゆっくりと暮らし方を変えていくことの大切さだ。

たとえば、ダイエットを短期決戦のようなスタイルで行った時、リバウンドが大変こわいこともわかってきた。糖尿病や高脂血症の治療もそうだ。食事だけに注意を向けず、運動や休養にも配慮する。時々、ルールが守れなくてもいいから、とにかく長くつづけることが大切だ。

つまり、十年、二十年という単位で健康づくりをするプロセスにこそ、健康が存在するのであって、健康という最終の舞台があるのではない。健康は、目的ではなく手段なのだ。目的はむしろ、人間らしく生きることの方にある。健康は、そのためにあった方がいい。幸せに、快適に生きることが、何よりも大切なのだ。

ぼくは、健康と不健康の境目に、線を引くことはできないと思っている。うわべは健康のように見えて、実際は病気が隠れていることだってある。

一般的には、病気でないことが健康だとされている。

脳卒中で倒れる前日までは健康で、倒れた瞬間から不健康かというと、決してそうではない。当人が気がつかなかっただけで、倒れる前から高血圧症や動脈硬化は、すでにあったのだと思う。健康だと思っていても、常日頃からの注意が必要なのだ。

しかし逆に、病気になったとしても、気持ちで負けてはいけない。がんの患者さんのなかには、死にいたる病の途上にあっても、健康を感じさせる患者さんに出会うことがある。不思議な命の力で生きぬいていく人たちの姿は、『あきらめない』(集英社)にくわしく書いた。

ある男性は膵臓の悪性腫瘍で余命六箇月と宣告されたにもかかわらず、周りに笑いを振りまきながら七年あまりを元気に生きている。また、スキルス胃がんで三箇月の命といわれた四十代の女性は、「子どもの卒業式が見たい」と、一年八箇月を生きぬいた。

その人たちの姿を見ていて気づくのは、雑草のなかに咲く花を見つけて喜ぶ心だった。残されたわずかな体力を使って、子どもの弁当をつくろうとする母親の思いだった。過酷な現実をあるがままに受けいれながら、与えられた命を決してあきらめずに、毎日を丁寧に生きる姿が、そこにはあった。

身体が健康でなくても、せめて心は健康に

『がんばらない』や『あきらめない』で紹介した多くの話は、患者さんが亡くなっていく過程を綴ったものだが、最期の最期まで、一日一日、一時間一時間を、きちんと希望をもって生きる患者さんたちの姿を脳裏に浮かべながら、亡くなる直前まで健康ということはあり得ると、ぼくは痛感した。

二十歳で自分が入るお墓まで確認して、すべてを自分で決めて亡くなった悪性リンパ肉腫の青年。

卵巣がんで亡くなる数日前に、家族で思い出をたどる旅をし、みずからの魂の帰っていく場所を確かめた四十九歳の女性。

家族とお別れの歌を歌いながら亡くなっていった男性。

歩くこともできないという難病に負けず、パソコンで株式投資を楽しんでいた八十九歳のおじいちゃん。

「先生にビールやっておくれ」と、最後まで人を思いやる言葉を残して逝った、山根のばあ。「うん、今日は死ぬのにとてもよい日だ」というフレーズがピッタリあう、百年を生きた老人のおだやかな死。

だれもが、あるがままに、最期の瞬間まで、その人らしく生きようとしていた。自分の病についてよく理解し、治療法や、残された日々の過ごし方をみずから選び、たとえ、がんの末期であっても、前向きに生きていた。病気の時も、死が間近に迫っている時も、いつでも彼らは健康だった。

健康で長生きをめざしながら、命には限りがあることを知る

ぼくが地域の保健師やヘルス・ボランティアといっしょに活動してきた「健康づくり運動」で、以前、こんな出来事があった。

保健補導員の副会長が、毎年、検診を受けていたにもかかわらず、スキルス胃がんになって

しまい、内視鏡でのぞいた時には、それがかなり進行している状態だった。手術を行ったものの、結局、半年でその方は亡くなってしまった。その直後、保健補導員のなかに、こんなことをいう人たちがあらわれた。

「一生懸命に健康づくり運動や健康診断の大切さを訴えてきたのに、それを推進してちゃんとやってきた人が手遅れの胃がんになった。それでは、こういう運動をやっても意味がないのではないか」

どんなに健康な町づくりをしようとしても、必ず人の命には限界がある。検診では、ある病気をある確率で見つけることもできるが、見つけられないものもある。特にスキルス胃がんは、バリウム検査でも胃カメラでも、なかなか診断が難しい。

その時に、保健師たちの呼びかけで、命とは、健康とは何なのかということを議論する場がつくられたのだ。

第一回の集会には、三百人もの人たちが集まった。保健補導員と住民、それに、病院の医師や教会の牧師さんたち。会は一回で終わらず、その後も勉強を重ねながら、自分たちの命とは、死とは、健康とは何かを話し合った。それは、現在も、「見つめてみよう私たちの命」という恒例の勉強会につながっている。

ラ・ロシュフーコーの『マキシム』（箴言集《しんげんしゅう》）に、有名なアフォリズムがある。

太陽も死もじっと見詰めることは出来ない。

（堀田善衞『ラ・ロシュフーコー公爵傳説』、集英社）

ちょうどアレクサンドル・デュマが描いた『三銃士』の時代を生きた、十七世紀フランスのモラリストの箴言を、プロテスタントやカトリシズム、あるいはフロンドの乱という政治状況を度外視して取りあげるのは、かなり乱暴な話かもしれない。けれども、このアフォリズムは、当時のぼくたちの気分を、逆説的にいいあらわしているように感じられる。

太陽がなければ生もあり得ない。だとすれば、死がなければ生もあり得ないということを、この箴言は語っているのではないか――。

ラ・ロシュフーコー公爵の怜悧《れいり》な理性が記述したこの箴言は、反面、今ある生を「じっと見詰める」ことをしない人間の姿を浮き彫りにしたものかもしれない。だとすれば、理屈の彼方にある死について理解するためには、自分たちの生そのものを「じっと見詰め」つづけるしかないのではないか。

茅野市では、保健補導員になると、健康の勉強を一年つづけ、最後のしめくくりの勉強会「見つめてみよう私たちの命」で、自分たちの命や死について勉強する。人間の死という、一般のイメージでは健康とはまるで反対側にありそうなものを、健康という概念の延長で見るような習慣が根付いてきた。これも、長年の「健康づくり運動」の蓄積だろう。

健康と不健康がひとつながりになっているように、生と死も不連続なものではなく、生の延長上に死があるということを、ぼくたちは学んだ。いい死に方をするためには、いい生き方をすることが何よりも大切だと思う。

ぼくらの地域の人々は、長生き幻想や健康幻想をいだきすぎずに、それでも一生懸命やれる範囲で、健康な地域づくりに取り組んでいる。

元気で長生きするための七つのコツ――活動的余命が重要

日本人の平均寿命は八十歳を越し、今や、人生八十年時代と呼ばれるようになった。世界的な経済学者であるピーター・F・ドラッカーは、一九七六年に『見えざる革命――来たるべき高齢化社会の衝撃』(ダイヤモンド社)という著書を世に問うた。

三十年後の今、日本は政治的にも経済的にも、また医療システム、福祉システムにおいても、まさにドラッカーが予言した衝撃に見舞われている。

平均寿命が八十歳前後となっても、高齢者全員が健康で活動的に暮らしているわけではない。

寝たきりや痴呆になって、他人の介護を必要とする生活を余儀なくされる高齢者も多い。

活動的に過ごせる年齢の平均、つまり、活動的平均寿命（平均健康寿命）は、一般にいわれる平均寿命よりも短いのが現実である。日本人の平均健康寿命は七十三・六歳前後という統計もあるが、もしそうだとすれば、七十三・六歳という高齢者の仲間入りをした後、多くのお年寄りが病院のベッドや在宅で、要介護者としての余命を過ごしていることになる。

しかし、逆に、七十三・六歳以降の余命をもっと活動的なものにできれば、文字通り、生き生きとした高齢化社会が実現される可能性も大きい。

国民健康保険中央会が、一九九七年度に、八十歳から八十五歳の健康な高齢者を対象とした調査を行った。その時、ぼくも研究員の一人として参加したので、その結果を踏まえつつ、健康で長生きする秘訣をお話しししたい。

彼らの多くに共通している要素をまとめると、次の七つがあげられる。

①規則正しい生活のリズム。
②食生活への配慮（だれかといっしょに食事をとる、よく嚙む、食物繊維をとる）。
③水分、特にお茶をよくとる。
④タバコを吸わない。

⑤ストレスをためないような心構えをもつ。
⑥気分転換の実践。
⑦自立心。

老いても健康でいるための3箇条

調査結果から、健康的に老いるために、次のような対処法が考えられる。

①健康的な生活習慣を身につけるよう心がける。

規則正しい生活のリズム、自立心、ストレスをためないような心構え、食生活への気配り、気分転換になるような活動の実践など、健康な高齢者の多くに共通している要素は、昔からいわれているような常識的なことが多い。これらは、若いうちから心がけることが望ましいが、高齢になってからの実践でも効果があると考えられる。

元気な高齢者は社会への関心が高く、おしゃれに気を使っていることも注目していいだろう。さらに、自立して生活しているかどうか、たとえば、毎日歯磨きをしているかどうか、といった、本人自身の心がけも、高齢になってからの健康に大きく影響している。

健康な高齢者は、生きる意欲が高いことがわかった。八十歳以上の高齢者で、あと二十年以上生きたいと思っている人が、何と十四・五パーセントもいた。ずいぶん多くの老人が百歳をめざしていることがわかった。「張りのある生活」を送っているからこそ、「もっと長生きしたい」という気持ちも強くなるのではないかと思う。

②いいかかりつけ医をもつ。

がん、脳卒中、心臓病という三大成人病にかかったことがあるもののそれを乗り越えているケースも多く見られたが、それにはかかりつけ医の存在も大きく影響している。八十七パーセントの健康な高齢者がかかりつけ医をもっており、近所の開業医五十五パーセント、病院の医師三十一・六パーセントという割合になっている。バランスのよい比率だと思う。

定期的な健康管理の重要性はもちろんだが、本人の生活履歴を考慮した診察やアドバイスを受けられること、何でも話すことのできるかかりつけ医がいること、なども大切な要素である。第2章で、良医にめぐりあうための10箇条を示しているので、もう一度おさらいしてもらえると嬉しい。

癒しといったメンタルな要素を含めて、いいかかりつけ医をもつことが、高齢期の心身両面の健康管理の上では望ましい。今後、かかりつけ医のシステムを地域に普及させ、その質の向上をはかるために、住民がかかりつけ医への信頼をもち得るような、何らかの社会的サポートが必要だろう。国民健康保険中央会では、茅野市をモデル地域にして、かかりつけ医を推進する運動を展開する準備をしている。

③社会参加の場の充実。

調査では、健康な高齢者の多くが、現役で仕事をしていたり、引退しても、趣味や地域活動、スポーツなど、生きがいとなるような活動を行っていることがわかった。高齢になってから新しいことを始めたケースも多く、社会活動の実践や交友関係を広げるにあたって、遅すぎるということはないようだ。その際、仕事をつづけられる環境や、高齢になっても生きがいを見いだせるような対象の獲得、さらに、会社人間から社会的人間へのスムーズな移行を可能にする、地域的な仕組みがもとめられる。

健康な高齢者の七十七・八パーセントが、自分を元気づけてくれる存在をもっていることもわかった。同時に、高齢者本人が他のだれかを元気づけているケースも多い。頼り、また、頼られる関係は、生活の張りにもつながっていると考えられる。

こんなことが、よくいわれるようになった。

今では、四・三人の働き手が一人の老人を担いでいる。それが二〇二五年頃の高齢化社会では、三人で一人を担がねばならない。このままではみんなへばってしまうから、上に乗る高齢者は身を軽くしてもらいたい——。

しかし、老人は神輿ではない。担がれたり、守られたりせずに、八十五歳になっても九十歳になっても社会的活動をしている健康老人がいるのも事実である。だれもが、歳をとっても、その人らしく生き生きと暮らせるようになれば、高齢化社会は、決して衝撃的な暗い未来にはならないはずだと、ぼくは信じている。

日本で一番長寿で、日本で一番医療費の安い理由

従来、長寿県とよくいわれていたのは沖縄だった。沖縄は、厚生労働省が五年に一度調べている都道府県別の平均寿命で、一九八〇年、一九八五年と、二回つづけて男女そろって一位だった。しかし最近、長寿県という評価を高めているのが、他でもない長野県だ。

長野は、男性の平均寿命で、一九九〇年に沖縄に代わって一位に浮上して以来、前回発表された二〇〇〇年まで、三回連続トップだった。女性は二〇〇〇年の調査では三位だったが、はじめて調査があった一九六五年の二十六位から、毎回ランクをじわじわとあげてきた。今では、

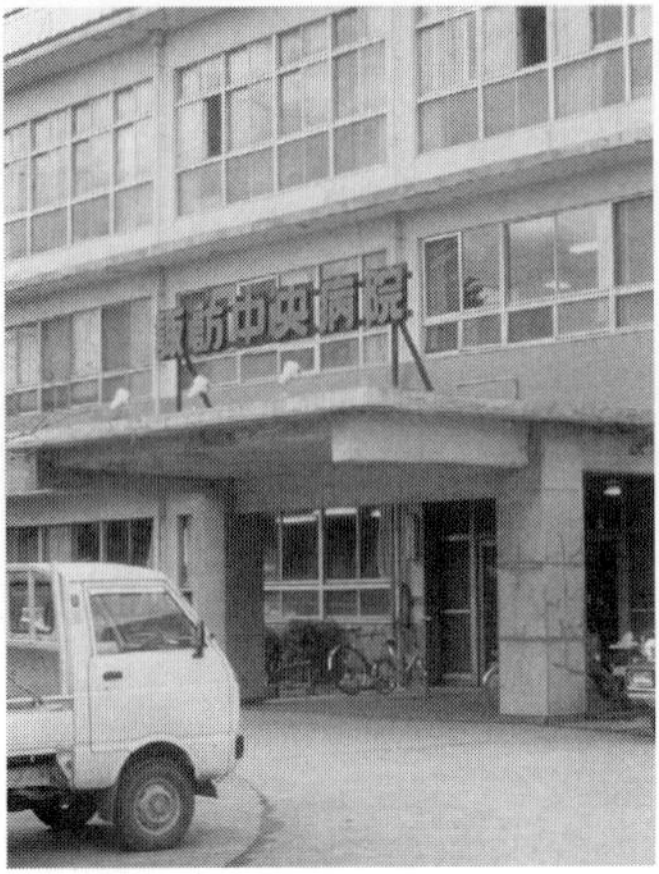

30年前の諏訪中央病院。地域に出ていく
健康づくり運動はここから始まった

男女あわせると、長野が日本で一番の長寿県だといわれるようになった。

長寿県ということは必然的に老人が多い。老人が多ければ当然医療費が高くなるはずなのに、長野は、日本で一番、老人医療費が低い。

茅野市は、かつては、脳卒中をおこす人が多かった。三十年前、ぼくが信州に来た時、長野県は秋田県に次いで、脳卒中による死亡率の高い県だった。その長野県十七市のなかでも、いつも断トツで脳卒中の死亡率が高かったのが、諏訪中央病院がある茅野市だった。

ぼくたちは、その頃、年間八十回も、地域へ出て「健康づくり運動」を展開した。健診には、あまりこだわらなかった。健診の受診率も高くはなかった。かわりに、小さな地域ごとの生活改善運動に力を入れた。

たいてい、脳卒中の予防や動脈硬化や高血圧の話が終わった後にはお茶になる。すると、先ほどせっかく減塩の話をしたばかりなのに、最初のうちは、たっぷりしょうゆのかかった山盛りの野沢菜が出てきた。「ぼくたちは、何のために、山の中の公民館まで話をしにきたのかわからない」と初めは苦笑したけど、生活習慣は一朝一夕では変わらないことがわかった。ぼくたちは、焦らないことにした。そして、運動をつづけているうちに、「健康づくりの会」の後のお茶うけが、いつの間にかリンゴや寒天料理になった。その間、徐々に脳卒中も減っていった。

その頃、患者が来なかった諏訪中央病院は、赤字の状態だった。同時に、茅野市の医療費も高く、国保財政もアップアップで、三重苦の状態だった。地域の病院もつぶれかけていた。苦しみが重なっていた。

「健康づくり運動」をしながら、救急医療や高度医療を充実させ、同時に、支える医療の多様なメニューづくりをしたことによって、医療費の安い長野県の市のなかでも一、二位を争うほど、医療費の安い地域になった。今では、病院も黒字、茅野市の医療費も低く、健康で長寿の地域となった。

先に紹介した国民健康保険中央会による一九九七年度の調査を踏まえて、研究に参加した委員たちの間で、なぜ、長野県が日本で一番医療費が安いのかが議論された。そこでは、主に次の三つの要因が考えられた。

①在宅医療の充実。

平均在院日数の長い都道府県は、老人医療費も高い傾向が見られる。だから、入院期間をできるだけ短くすることが大切だ。

老人医療費が安い長野県は、当然、平均在院日数が非常に短い。入院期間を短くする要因として、積極的な在宅医療の取り組みが考えられる。諏訪中央病院では、一九八〇年より在宅医療に取り組んできた。同時期に、県内の多くの国保病院や診療所が、訪問看護などを始めた。民間の病院や、厚生農業協同組合連合会の病院も積極的に地域医療に取り組んだ。

諏訪中央病院では、できるだけ早く患者を治すために、心筋梗塞の患者にカテーテルでステントを挿入したり、胃がんを内視鏡を使って切除したり、クモ膜下出血をおこす脳動脈瘤をカテーテルで治療するためのコイリング治療も導入した。尿管結石に関しても、開腹手術をしないですむように、石を身体の外から砕くショック・ウェーブの機器を導入した。新しい医療を導入して、無痛で、安全で、早く、安く治すことが、これからは大切になる。

②健診受診率よりも生活改善運動が重要。

長野県の基本健康診査受診率は、二〇〇〇年度で三十六・一パーセントと、全国的にみても中位以下である。このことからも、受診率よりも、健診の内容や事後指導、あるいは、その後の生活改善運動が大切なのだとわかる。保健補導員活動や、食生活改善推進員の努力などの、住民参加型の保健予防活動が、大きな効果を生んでいるように思う。

③高齢者の「生きがい」をつくる。

高齢者単独世帯の比率が高い地域は、老人医療費が高いことがわかった。長野県は、この高齢者単独世帯の比率が低い。同様に、七十歳以上の有配偶率が高いと、老人医療費は低い。夫婦ともに健在であることが大事なのだ。二〇〇〇年、長野県は、男性が日本一の長寿であることも手伝って、全国で一番有配偶率が高かった。

また、離婚率の低い方が老人医療費が低いことも判明した。ちなみに、長野県は、離婚率も低い。さらに、もち家比率が高いと、老人医療費は低くなる傾向がある。これにも長野県は当てはまる。

さらに、社会参加の活発さを示す指標として、高齢者の就業者率を取りあげ、一人あたりの老人診療費との関係を見てみる。すると、高齢者の就業率が高いと、老人診療費が低いという関係が見られる。長野県の高齢者の就業率は日本一高い。

さらに高齢者の就業比率が、老人医療費だけではなく、平均在院日数や自宅での死亡割合にも大きな相関を示したことは、高齢者に就業機会を与えることの大切さを示している。

就業といっても、多くの老人のしている仕事は農業だ。長野県は山国なので、畑なども、山あいに切り開いている所が多く、小さな農業が主体だった。これが大きな農業であったなら、トラクターに乗れない老人は隠居しないといけないが、信州の農家は、老人になってからもつづけられるスタイルが多い。老人が、野菜をちょっと出荷する。この時得られるわずかなお金が大切なのだ。これが、社会生活をつづけていくことの張り合いや生きがいにつながっていく。

在宅ケアが信州で普及していったきっかけは、医療費の軽減などを目標にしていたわけではなかった。日本では、自分の家の畳の上で死にたいと思っている人が多いにもかかわらず、それがなかなか実現していなかった。一九九七年度の「厚生白書」には、八十九・一パーセントの老人が自分の家の畳の上で死にたいと思っているとあったが、実際は、八十パーセントに近い人が、病院や施設で亡くなっていた。

老人の希望をかなえてあげたい、とずっと思ってきた。そして、寝たきり老人をかかえ、介護に苦しむお嫁さんやおばあちゃんに、何とか手をさしのべたかった。医療費の軽減は、そのためのいろいろな実践による、偶然の結果だったと思う。

最近では、在宅医療や健康づくりに関しても、病院の医師以上に、地域の診療所の医師や開業医が、積極的な役割を担ってくれるようになった。これはいい傾向だと思う。

第9章

知的でしたたかで賢い患者の10箇条

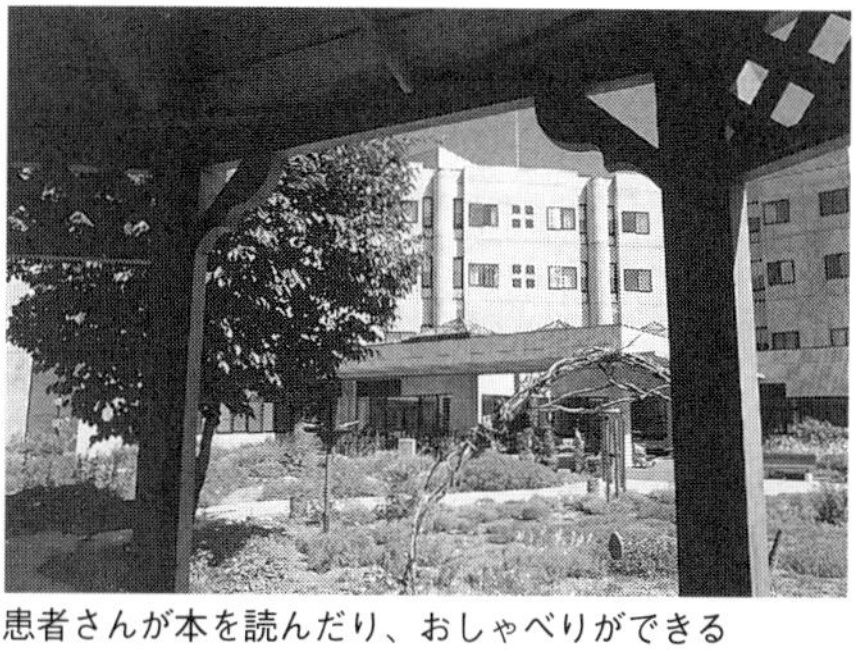

患者さんが本を読んだり、おしゃべりができる
ガゼボ（西洋風のあずまや）から、病院を見る

病気に直面するかもしれない、すべての人たちへの処方箋

いい医療にめぐりあうためにはどうしたらいいですか、という質問をされることが多い。第2章の「良医にめぐりあうための10箇条」と違って、病気に直面するかもしれないすべての人たちへの、ぼくからのささやかな処方箋だと思って読んでほしい。

①病気から逃げないで。

病気になっても落胆しないこと。病気というものは、すべてが嫌なことだらけというわけではない。病気になって逆に、心の内側に、希望、喜び、感謝の感情が、突然、あらわれることがある。

ある五十代の男性患者さんが、ぼくに話してくれた。

「病気になってよかったんですよ、先生。そりゃあ、胃がんになった時は、自分を責めたり、人生を呪ったり、神も仏もないと思った。

でも、手術が終わって、再発が怖くてビクビクしている時でした。急にフーッと、自分を病気にさせる何かがあったことに気づいたんですね。何かって聞かれても、とても漠然としたも

ので、よくわかりません。

自分は仕事が大好きで、必死に精いっぱい生きてきました。告知を受けても、仕事が大事な局面を迎えていたので、治療どころではないと思いました。結局、仕事を理由に逃げたかったんでしょうね。怖かったんです。

だから、先生から、進行した胃がんだけど、逃げずに病気を真正面から見つめて、事実を受けいれて、いっしょに病気と闘おう、といわれた時、あっと思いました。でもね、先生、あれからいろいろなことを考えたんだけど、自分が逃げつづけていたのは、病気からだけではなかったんです。

このところ、家庭では、ドロドロとした状態がずっとつづいていました。家にいても、おもしろくないので、自分にとって仕事がすべてになっていました。家族からちょっとでも文句をいわれると、何でオレの気持ちをわかってくれないんだって怒りを覚えて、ますます不満の感情をためこんでいきました。家族はもっと不満のなかにいたのに。気がつかなかったのです。

病気をして、家族から支えられてみると、本当に久しぶりに、その大切さやありがたさがわかりました。仕事のことを振り返る時間もできた。思えば、仕事だって、初めは家族のためのものだった。家族を養うための仕事だったのに、いつのまにか、家族関係をこわす仕事になってしまっていた。病気は、そのことを気づかせてくれました」

この話を聞いた時、不思議な感じがした。がんになってよかったなんて、いえる時もあるんだなあ、と。

②健康に対する意識を変え、生活のリズムを変えること。

これも、ぼくが診た患者さんの話だ。

その患者さんは、いろいろなストレスをいっぱいかかえこんでいる時期に、糖尿病を発病した。もともと素因はあったのだろうが、それまでの検査では一度もひっかかることはなかった。それで、しぶしぶ食事療法と運動療法を始めることになった。血糖値とヘモグロビンＡ１ｃを下げるための生活療法をきっかけに、患者さんはこれまでの生き方を見直していった。

欲求不満の時は、おいしいものをたくさん食べてイライラを取った。アルコールを飲まないと眠れなくなっていた。

でも、少量のものをゆっくり食べ、周りの景色を見ながらニンジンやトマトを一つ一つきちんと味わい、どんな人がどんな所でこのニンジンをつくっているのかを想像していると、いろいろな人や自然につながっている自分に気がついた。

運動で気持ちのいい汗を流しているうちに、自分の身体に意識がいくようになった。ストレスに負けていた時と違って、不思議に身体が気持ちよくなった。

身体がきれいになると、心も変わる。生活のリズムが変わる。スローフードとスローライフ。ゆっくりした食事とゆっくりした生活。

「糖尿病が発病したことは不幸だったけど、お蔭で本当の生活に立ち返ることができました。私は、なるべくして病気になったんだとわかりました。でも、この病気のおかげで、身体も心も家庭も健康になりました。先生、ありがとう」

病気になった患者さんは、全部、自分で気がついていく。だから、ぼくは命じることはしない。二、三箇月でスーッと気づく人もいれば、五年も十年も病気を呪ってグチをいいながら、ある時、パーッと窓が開かれる人もいる。

道はぜんぜん違う。だから、モンモンとしていてもいい。グチをいってもいい。病気になった自分を責めてもいい。周りの人を責めていてもいい。それが人間だ。

グチャグチャになっている人間も、思えばけっこう魅力的だ。生命のエネルギーがあるからこそ、グチグチいろいろなものに衝突しているんだ。このエネルギーが、いつか、生きるための本物の力へ変えられる時が来る。

つらい患者さんに寄り添ってくれる医療があれば、患者さんは変わっていく。どんな人にも生きる力はある。ただ、隠れているだけだ。何か、ないものを魔術師のように引きだすのではなく、内側にもともと存在している「生きる力」に患者さん自身が気づき、みずからを癒していく手助けをしてあげられるのが、いい医者なのだと思う。

後ろから、サポートするようなスタイルをもっている医師がのぞましい。指示したり命じたりするスタイルでは、患者さんは本質的には変わらないし、本物の健康も得られない。

③自分の健康は自分で管理すること。

自分で自分のカルテ（病歴）をつくっておき、はじめての病院にかかる時は、それをコピーしてもっていくといい。

コピーを渡しても、「素人が余計なことをして」と無視する態度を取るドクターは、今後、かかりつけ医にしない方がいいだろう。自分のことしか信用しない、患者さんの言葉を無視する医師とは、本物の信頼関係はつくれない。

④自分の飲んでいる薬を知っていること。

はじめての病院にかかる時は、自分の飲んでいる薬の薬歴をもっていくこと。最近は多くの病院が「薬ファイル」をつくってくれる。これを取っておけば、自分の薬歴になる。見やすい、わかりやすい薬剤情報提供書を出してくれる病院は、信用してよい条件の一つだ。

⑤無責任な患者にならないようにしたい。

自分で自分の病気を治そうとしない患者さんがいる。

自分流の判断をしてしまい、医療者と良好なコミュニケーションが取れない患者さんがいる。医師は患者さんの声に耳を傾けるべきだが、患者さんも医師の声に耳を傾け、いっしょに病気と闘いたいものだ。

大切なのは、治してもらって当たり前と考えないこと。感謝の気持ちが大切。それだけで十分である。モノやお金を届けるようなことは、病院や医師をダメにする。

自分が一番重症だと思っている患者さんが多いが、病院には、もっと重い病気の患者さんがいっぱいいることをわきまえて、ちょっとずつ、譲りあってほしい。

病気でないのに病院にすぐにやってくる患者さんも困る。医師の集中力を低下させ、他の患者さんの治療にも影響を与えるし、その人が本当に病気になった時も、またか、と思われて、正確な診断までに時間がかかってしまうことにもなりかねない。

逆に、我慢しすぎて、きちんとつらい状況を訴えてくれない患者さんも難しい。

治す側と治される側が、自立した人間としてそれぞれを尊重し、理解しあって、一つのチームとなって病気と闘いたい。

⑥名医よりも良医がいい。

特別な病気になった時は、評判のいい専門医にかかりたい。手術が必要な時は、名医に診てもらうのがいい。

でも、普段は、何でも相談ができる、いい医者がいい。良医にめぐりあうためのヒントをもう一度読み返してほしい。何といっても、話しやすい、話をよく聞いてくれる医者を主治医にしたいものだ。

⑦生き方をギア・チェンジする勇気をもちたい。

日本人は「がんばる」という言葉が好きだ。「がんばれ」も「がんばろう」も日本中にあふれている。

思えば、二十世紀の日本人は、がんばりすぎて生きてきたように思う。

けれども、がんばりすぎると、他者の存在が見えなくなる。

そのうちに、自分のことも見失ってしまう。

日本人は、「がんばれニッポン」の旗のもと、戦前、戦中は富国強兵政策に邁進し、戦後は奇跡の経済復興をなしとげた。多くの富を得た時期もあったけれど、それと引き換えに、どれだけ多くの大切なものを失ってきただろうか。

自分たちががんばって壊してきたものを、ある日、原稿用紙に書きつけてみた。

自然、家族、教育、生活、身体、心——。

二十一世紀を迎えた今、そろそろ、がんばれない自分や、がんばらない自分を認める生き方をしてもいいのではないだろうか。

そんな思いから、ぼくは、『がんばらない』という本を出した。それが、当初の予想に反してベストセラーになったのは、がんばろうを口癖のように使ってきた日本人にとって、がんばらないという言葉が、とても新鮮に響いたからなのだろう。

がんばらないという言葉に、ぼくは、「あなたは、あなたのままでいい」「競争しなくていいですよ」という思いをこめた。

周りの目を気にしない。大切なのは、あなた自身がどう生きたいと思っているのかだ。あなたの人生はあなたのもの。がんばらない勇気をもとう。

がんばる、というと一本の道しか見えなくなるけれど、がんばらない、と肩の力を抜くことで、じつは進む道は三本も四本もあるじゃないかと、人生の多様さに気づくことができる。そのなかから、自分にとって豊かな、自分流の人生を見つけられるのではないだろうか。

時々、人生には、ギア・チェンジが必要だ。がんばる一辺倒からがんばらないへ、ギア・チェンジする勇気をもとう。

⑧「がんばらない」けど「あきらめない」医療を探す。

命がだんだんに見えにくくなってきた。二十世紀、ぼくらは効率的に、合理的に、巧みに生きることをめざしてきた。バーチャル・リアリティという言葉をよく聞く。現実から遊離して、十代の少年たちが命を粗末にしたり、安易に人を殺したりする時代になったが、それはぼくたち大人の責任だと思う。何よりも、二十世紀の大人たちが命を見えなくしてきたのだ。

だから、大人たち一人一人が、誠実に、希望をもって、きちんと生きている姿を、子どもたちに見せてあげることが大切なのだ、と、ぼくは考えている。

ぼくは、青年医師だった頃、四十代の末期がんに冒された患者さんからいわれた言葉を、心のなかで何度も反芻する。

「今まで、がんばってがんばって、がんばってきました。精いっぱい、病気と闘って、疲れてしまった……。先生、もう、これ以上、がんばれません」

その時、ぼくは何もいえずに、ただ立ちつくす他なかった。それから長い間、この「もう、これ以上、がんばれません」という言葉は、ぼくの心に留まりつづけた。あれから三十年も医者をやってきたけど、ぼくは常にこの言葉の周囲をうろついてきたように思う。

がんばるから、がんばらないへ、ギア・チェンジの時が来ている。

患者さんに、がんばってるね、とか、がんばってきたね、と、声をかけてくれるドクターがいたら嬉しい。今まで病気と闘ってきた患者さんの努力を認めて、「これからは無理をしないで自分らしく生きよう。あるがままでいいんだよ」という意味をこめて。

理想の医療などという、青年期の生真面目な夢を心のどこかでいだきつづけているうちに、ある日ふっと、「がんばらない」という不思議な生き方にめぐりあった。がんばる一辺倒だと、がんばれなくなった時に、あきらめをもってしまう。ぼくがいう「がんばらない」は、「あるがままを認める。けれども、あきらめない。希望を捨てない。自分らしく生きる」という肯定的な言葉だ。

どんなに追いつめられても、丁寧に最後まで生きることはできる。あきらめない生き方を後押ししてくれる医療があったらいいと思うし、患者さんたちにもそういう医療と出会ってほしい。

⑨「丸ごとのぼく」を診てくれる医療を探す。

二十世紀の日本の医療も、「がんばる」という姿勢で貫かれてきた。おかげで日本の医学は進歩し、日本人は高度な医療の恩恵にずいぶん与《あずか》れるようになった。多くの医師や看護師は、きびしい条件のなかで一生懸命がんばって仕事をしている。それなのに、今、日本の医療が、多くの国民からＮＯという言葉を突きつけられているのはなぜなのか。

「現代医療は病気だけ診ていて、私という患者を診ないんですね。私のなかにあるがんを診ていて、私という人間を見ていない……」

ある末期がんの患者さんが、ぼくにささやいた。ぼくががんになったら、あるいは脳卒中で倒れたらどうか。やっぱり「丸ごとのぼく」を診てもらいたいと思うだろう。

できれば、ぼくのことだけでなく、ぼくの家族のこともちょっと考えてほしいし、脳梗塞で倒れてリハビリが終わって家に帰るのだとしたら、ぼくが帰っていく地域の事情も考えてほしい。だけど、二十世紀後半の日本の医療は、暮らしのなかから病気や健康や命を診ていくという視点を失って、いびつな進歩をとげてきた。

⑩「支える医療」の大切さを知る。

感染症のように治るか治らないか、はっきりした病気ではなく、脳卒中後の障害や末期がんなど、治らない病気を相手にしなければならない時もある。攻める医療や治す医療だけでなく、支える医療も必要だ。限りある命とわかっているターミナル・ケアでは、単純に「がんばる」といっているだけでは、袋小路に入っていってしまう。

もちろん、ぼくらがめざしているのは、ただ単にやさしくあたたかい医療というわけではない。命を支えるためには、高度な医療技術が必要だ。生きるか死ぬかの時に治してくれなければ、病院は見向きもされなくなる。諏訪中央病院でも、新しい治療法や医療機器を積極的に導入し、地域の住民が高いレベルの医療を受けられるように努力してきた。けれども、新しい医療技術を進歩させる時こそ、かえって、命をどう支えるか、ということを、何よりも大切にするべきだと思う。根本の動機を忘れてはならないと思う。

臓器にだけ焦点を当てていると、命が見えなくなってきてしまう。新しい高度な技術を駆使する「攻める医療」と同時に、あたたかで、丁寧で、命に寄り添ってくれるような「支える医療」も忘れてはいけない。日本の医療全体がなおざりにしてきた医療を、これから少しずつ、取り戻していかなければならないと思う。

医療の主人公は、医師ではなくて、受ける側の住民なのだと思う。今、その主人公たる国民の一人一人が、こんな医療があったらいいなあ、という声をあげる時が来ている。国民皆保険制度というすばらしい社会保障制度を守りながら、入院期間を短くしても、退院した患者さんが、途方にくれないような医療システムをつくらないといけないと思う。

あとがき——こんな医療があったらいいね

芽は出てきている。

日本の医療も捨てたもんじゃないと思った。

先日、千葉県松戸市に講演を頼まれたついでに、大学の後輩がやっている「あおぞら診療所」を見てきた。往診専門のクリニックだ。常勤四人と非常勤一人の若いドクターが、きめ細かく地域を動き回って、在宅医療を行っていた。

茅野市という地方の小さなエリアだから、在宅医療なんていう効率の悪いスタイルがやれるのだという声を、今までも聞いてきた。でも、松戸だけでなく、東京にも、仙台にも、全国の大都市に、新しい可能性が芽吹きはじめている。病院の機能分担も進みはじめた。

いつか、不安と不信と不満の医療から、安心と信頼と満足の医療へと、日本の医療を変えたいと思って、走りつづけてきた。新しい希望の医療が各地で始まっている。

あなたの命をしっかりと支えてくれる医療者は、必ずあなたのそばにいる。医療の場でもっとも大切なのは、医療者と患者さんのハーモニーだ。患者さん自身が自立して、病気に主体的にかかわり、日本の医療を少しでもよくしていく推進役になってくれれば、嬉しい。

医療の主人公は患者さんなのだ——。

＊

二〇〇二年九月、一人の男が死んだ。その男といっしょに汗を流して取り組んできた病院づくりについて、書き残しておかなければいけないと思った。男の名前は今井澄《いまいきよし》。諏訪中央病院のぼくの前の院長である。彼との別れは『あきらめない』にくわしく書いた。

一九七四年、偶然、今井澄と同じ時期に信州にやってきて地域医療を始めた。第8章で書いた「健康づくり運動」と、一九八六年の病院の新築移転は、今井澄の強力なリーダーシップがなかったら、何も始まらなかったと思う。

その今井澄を支えた前茅野市長、故原田文也《はらたぶんや》の存在も大きかった。累積赤字四億円をやっと返した、まだヨチヨチ歩きの諏訪中央病院に対し、一万八千坪の土地を取得し、現在のような多様な保健・医療・福祉の中核ゾーンの基礎をつくってくれた。

偉大な二人のリーダーと、一貫して大きな理解を示しつづけてくれている、矢崎茅野市長、清水原村長、山田諏訪市長と議会と住民、ボランティア、そして諏訪中央病院グループのスタッフとOBの、調和のとれた共同作業だったことを記録しておきたい。

思えば、長野の諏訪中央病院で働いてきた三十年間、病院で働きながら、いい病院ってどんな病院だろうかと考えつづけてきた。答えはまだ、見つかっていない。

「病院なんか嫌いだ」といって、遠くから、医療不信の患者さんが訪ねてくる。嫌いだといいながら、病院に相談に来るのは、いい医療やいい病院にめぐりあいたいからなのだろうと思った。

いい医療とは何か、とか、良医とは何か、などという、青年医師であった頃の根源的な疑問を頑固に手放さないできた。こんな医療があったらいいなあという、それぞれの人々の希望に応えられるような、オーダーメイドの医療をつくりたいと思ってきた。

救急医療や高度医療などの「攻める医療」が充実していて、見放さない、放りださない、あったかな「支える医療」が、隠し味のように医療全体に浸みわたっているような医療システムがあったらいいなあ、と思う。

＊

あなたが、あなたらしく生きられるように、

もし、あなたが病気になっても、病気を乗り越えて、いきいきと生きられるように。

あなたがしゃべれなくなっても、
あなたが歩けなくなっても、あなたの手が動かなくなっても、
あなたの命に寄り添う医療が、日本中、いたるところにあったらいいなあ、と思う。
医療は、やさしくなくちゃ医療じゃない、なんていいながら、これからも、ゆっくりとゆっくりと歩いていく。

二〇〇三年八月六日

鎌田實

参考文献

内藤いづみ、鎌田實、高橋卓志、『ホスピス　最期の輝きのために』、オフィス・エム、一九九七年
鎌田實、高橋卓志、『成熟した死の選択　インフォームドチョイス』、医歯薬出版、一九九七年
日本医師会・厚生省健康政策局監修、『在宅療養の手引き　在宅医療を行う人々のために』、ミクス、一九九六年
田辺庚、「ボランティア：住民に支えられて――諏訪中央病院」、「病院」第六十巻第一号〜第十二号、医学書院、二〇〇一年
「P&G」社調査、「がんばらない介護生活を考える会」協力、「在宅介護に関する意識と実態調査」、二〇〇二年十一月
「信濃毎日新聞」、二〇〇二年十一月五日
中口博ほか、「スノーボードによる頭部外傷」、『脳外科』6、二五六―二六〇頁、一九九七年
高橋誠ほか、「信州白樺湖周辺スキー場におけるスノーボード障害――受傷率によるスキー障害との比較」、「東日本整体災害外科学会雑誌」第九巻、一五〇―一五三頁、一九九七年
鎌田實、「地域医療最前線」、「治療」第七十九巻第三号〜第八十巻第七号、南山堂、一九九七年〜九八年

鎌田 實（かまた みのる）

一九四八年、東京都生まれ。一九七四年、東京医科歯科大学医学部卒業。諏訪中央病院で地域医療に携わる。一九八八年～二〇〇一年、同病院の院長。チェルノブイリ原発事故の救護活動にも参加し、ベラルーシ共和国フランチェスカ・スコーリヌイ勲章受章。二〇〇〇年、『がんばらない』がベストセラーになり、TBSでドラマ化される。二〇〇三年、続編『あきらめない』刊行。

集英社新書〇二一四I

病院《びょういん》なんか嫌《きら》いだ

二〇〇三年一〇月二二日 第一刷発行
二〇〇九年 四 月 六 日 第六刷発行

著者……鎌田《かまた》 實《みのる》

発行者……大谷和之

発行所……株式会社集英社

東京都千代田区一ツ橋二-五-一〇 郵便番号一〇一-八〇五〇

電話 〇三-三二三〇-六三九一（編集部）
〇三-三二三〇-六三九三（販売部）
〇三-三二三〇-六〇八〇（読者係）

装幀……原 研哉

印刷所……大日本印刷株式会社 凸版印刷株式会社

製本所……加藤製本株式会社

定価はカバーに表示してあります。

ISBN 4-08-720214-3 C0247

Printed in Japan

a pilot of wisdom